全国托育行业职业教育"十四五"创新教材

顾　问　丁樱
主　审　王艳华
总主编　杨英豪

婴幼儿发育标准与评价

（供婴幼儿托育服务与管理专业高职生用）

主编　吕素　高建　都晓

全国百佳图书出版单位
中国中医药出版社
·北京·

图书在版编目（CIP）数据

婴幼儿发育标准与评价 / 杨英豪总主编；吕素，高建，都晓主编 . -- 北京：中国中医药出版社，2024. 8.（全国托育行业职业教育"十四五"创新教材）.

ISBN 978-7-5132-8878-1

Ⅰ . R339.31

中国国家版本馆 CIP 数据核字第 2024QM4362 号

中国中医药出版社出版

北京经济技术开发区科创十三街 31 号院二区 8 号楼

邮政编码　100176

传真　010-64405721

三河市同力彩印有限公司印刷

各地新华书店经销

开本 787×1092　1/16　印张 9　字数 206 千字

2024 年 8 月第 1 版　2024 年 8 月第 1 次印刷

书号　ISBN 978 - 7 - 5132 - 8878 - 1

定价　59.00 元

网址　www.cptcm.com

服 务 热 线　010-64405510

购 书 热 线　010-89535836

维 权 打 假　010-64405753

微信服务号　zgzyycbs

微商城网址　https://kdt.im/LIdUGr

官 方 微 博　http://e.weibo.com/cptcm

天猫旗舰店网址　https://zgzyycbs.tmall.com

如有印装质量问题请与本社出版部联系（010-64405510）

全国托育行业职业教育"十四五"创新教材

《婴幼儿发育标准与评价》编委会

主　编　吕　素　高　建　都　晓

副主编　杨贝贝　杜巧婷　王浩然　陈　思

编　委　（按姓氏笔画排序）

　　　　王浩然　吕　素　杜巧婷　杨　璐

　　　　杨贝贝　陈　思　金焕君　胡爱萍

　　　　都　晓　高　建

序

　　随着社会的发展和人们生活水平的提高，托育服务已经成为一个重要的民生问题。提高托育服务的质量和水平直接关系到民生福祉，是关乎千家万户的大事，是国家人口战略的重要一环。为此，中共中央、国务院出台了一系列政策法规，如2021年6月，中共中央、国务院印发了《关于优化生育政策促进人口长期均衡发展的决定》，明确将发展普惠托育服务体系作为积极生育支持措施。

　　那么，我们应该如何落实好这一重大民生工程呢？在传统的托育服务中，人们往往只关注婴幼儿的日常生活照顾和基础知识传授，而忽略了儿童身心健康和医疗保健的需求。当今社会，千万个家庭希望托育服务能够提供更加全面、专业的医疗服务，实现医育融合。

　　医育融合，是国家主导的托育方向，也是新时代人民群众的迫切要求。紧跟国家政策，顺应时代呼唤，紧扣医育融合主题，为医疗级托育服务和管理提供智力保障，则是我们卫生健康工作者应该面对的问题。为此，杨英豪教授和他的团队组织编写了以医育融合为特色的全国托育行业职业教育"十四五"创新教材，则是在以实际行动回答和落实这一问题。

　　作为一名长期从事儿童疾病诊治、健康促进的医疗、教育、科研工作者，我为有这样的教材感到欣慰。这套教材不仅内容丰富、科学实用，而且紧贴实际需求，对于培养优秀医育融合的人才，提高托育服务的质量和水平具有重要的意义。

　　医育融合是未来托育服务的必然趋势，也是我们肩负的历史使命。我相信，在广大教育工作者和社会各界的共同努力下，一定能够培养出更多具备医学素养、掌握医疗技能、富有爱心和责任心的优秀托育人，为千家万户的儿童提供更好的托育服务。同时，我也希望社会各界在推广使用本套教材的过程中，能够积极探索、勇于创新，将理论知识与实践经验相结合，共同推动我国托育事业的发展和进步。

　　在这个充满机遇与挑战的时代，让我们携手共进、共同努力，为实现医育融合的托育服务与管理做出应有的贡献！

丁樱

2023年8月于郑州

前　言

党的二十大报告指出："我们深入贯彻以人民为中心的发展思想，在幼有所育、学有所教、劳有所得、病有所医、老有所养、住有所居、弱有所扶上持续用力……建成世界上规模最大的教育体系、社会保障体系、医疗卫生体系……人民群众获得感、幸福感、安全感更加充实、更有保障、更可持续，共同富裕取得新成效。"

幼有所育，离不开优秀的人才。学历教育作为系统化培养人才的摇篮，需要一套专业的培养方案，而高质量的教材是支撑这个培养方案的核心。编写教材首先要立足于行业分类，基于行业大类为人才搭建行业理论结构，再依据行业分工进行能力内容建设。按照教育部专业分类，托育服务与管理属于医药卫生大类。依据这个原则，在人才理论结构上就要按医药卫生原理进行选择，并严格与早期教育等传统误区进行区分，从而进行内容建设。同时本专业在医药卫生大类下归属于健康促进小类，这决定了托育在医药卫生行业的分工，是服务于婴幼儿的健康促进。在这里，又产生了一个内容的定义，就是如何定义婴幼儿健康的内容。

教材编写团队就中华人民共和国成立以来国家卫生健康委员会发布的涉及婴幼儿健康领域的行业标准进行整理。引起我们关注的是2018年4月开始实施的《0岁～6岁儿童发育行为评估量表》，国家已经把婴幼儿智力发育作为健康指标之一，这就要求我们要把生理健康和智力健康的服务能力建设作为教材能力培养的内容之一。完成大量的概念化工作之后，我们基本确定了"以医药卫生大类为底层逻辑""以健康促进能力为培养要求""以身体发育和智力发育为服务内容""以服务能力和管理能力并重为培养目标"的教材编写纲领。

同时，在教材编写与课程设计中，我们坚持立德树人、全面发展，遵循职业教育规律和学生身心发展规律，把培育和践行社会主义核心价值观融入教育教学全过程，关注学生职业生涯，以专业课程衔接为核心，以人才培养模式创新为关键，坚持工学结合、知行合一，强化教育教学的实践性和职业性。在教材编写中，我们引入项目教学、案例教学、情景教学、工作过程导向教学等思维，进行内容结构设计。

最后，我们也关注通识性知识的纳入，特别强调与家庭沟通的技巧和方法、家园共育等方面的内容，这些内容可以帮助学习者更好地了解家庭需求，建立良好的合作关系。我们相信，这些通识性的知识将帮助托育服务提供者更好地应对多样化的需求和挑战。

在此，我们由衷地感谢所有参与编写此系列教材的专家和学者们！感谢国医大师、儿科专家丁樱教授担任本教材顾问！感谢王艳华教授、郝义彬教授、秦元梅教授担任本系列教材主审！正是他们的辛勤工作和无私奉献，使得本系列教材得以付印。同时，我们也要感谢国家卫生健康委员会、教育部等相关部门对托育服务与管理的重视和支持。正是有了这样的支持，我们才有动力为托育行业的发展做出更大努力。

最后，我们衷心希望这套教材能够为托育服务与管理领域的学习者提供有益的帮助。希望每位学习者在这套教材的引领下，能够不断提升自己的专业素养和能力水平，为托育行业的持续发展和进步做出积极的努力，为婴幼儿的健康和发展贡献自己的力量！

全国托育行业职业教育"十四五"创新教材编委会

2023 年 8 月

编写说明

　　婴幼儿的发育标准与评价涵盖了生长发育和发育商评价两个关键领域。本教材强调了明确的发育标准和进行准确评价的重要性，这些都是衡量婴幼儿发育水平的关键工具。生长发育标准主要依据世界卫生组织（WHO）制定的儿童生长标准，发育商评价则参考了我国原卫生和计划生育委员会发布的《0岁～6岁儿童发育行为评估量表》，专注于婴幼儿在大运动、精细动作、语言、适应能力和社会行为五大领域的发展，旨在提供一个全面的视角来观察和评估儿童的行为发育水平。

　　本教材具体分为两部分——婴幼儿生长发育标准与评价和婴幼儿发育商标准与评价，以确保托育从业者能够全面理解婴幼儿的体格和智力发展状况。婴幼儿生长发育标准与评价部分专注于婴幼儿生长的各项指标，包括身高、体重、头围等形态指标，心率、体温、血压、呼吸等生理指标，以及与生长有关的发育指标，通过介绍生长发育的评价工具、评价过程和相关注意事项，帮助托育从业者掌握如何科学评估婴幼儿的生理成长状况。婴幼儿发育商标准与评价部分则涉及五大领域，采用大脑神经网络和行为理论来科学阐释大脑发育与五大能区的相互关系；同时，还从发育商测评师的角度出发，指导托育从业人员有效进行发育商评估，包括评估内容、方法与技巧。

　　本教材详细解释了生长发育与发育商的评价标准，每个章节通过明确的学习目标、思维导图以及练习题，为托育从业者提供清晰的学习路径，确保理论知识与实践技能的有效结合。本教材的编写不仅旨在传达生长和发育商的科学标准与评价方法，还致力于培养具备理论知识、实践技能、人文关怀及职业素养的应用型人才。

　　本教材编者由医药院校、医疗机构、托育机构及相关领域一线从业人员组成，但由于我们水平有限，书中难免有不足之处，恳切希望同仁和读者在本教材的使用过程中提出宝贵意见，以便再版时修正。

《婴幼儿发育标准与评价》编委会

2024年3月

目　录

第一章　婴幼儿生长发育概述 ··· 1

　一、婴幼儿生长发育的基本特征 ·· 1

　二、婴幼儿生长发育的规律 ·· 3

　三、婴幼儿生长发育的影响因素 ·· 4

第二章　婴幼儿生长发育标准与评价 ·· 9

　第一节　婴幼儿生长发育标准与评价概述 ···································· 9

　　一、生长发育评价标准的分类 ·· 9

　　二、生长发育评价方法 ··· 10

　第二节　婴幼儿生长发育的评价指标 ··· 13

　　一、形态指标 ·· 13

　　二、生理功能指标 ·· 18

　　三、与体格生长有关的发育 ·· 20

　实训一　形态指标测量方法 ·· 22

　　一、身高测量 ·· 23

　　二、体重测量 ·· 25

　　三、坐高测量 ·· 26

　　四、头围测量 ·· 27

　　五、胸围及腹围测量 ··· 28

　　六、上臂围测量 ··· 28

　实训二　生理功能指标测量方法 ··· 29

一、心率测量 ………………………………………………………………………… 29

二、体温测量 ………………………………………………………………………… 29

三、血压测量 ………………………………………………………………………… 31

四、呼吸测量 ………………………………………………………………………… 32

第三章 发育商与发育行为 ………………………………………………………… 36

第一节 发育商的概述 …………………………………………………………… 36

第二节 发育商的基本分类 ……………………………………………………… 37

一、大运动 …………………………………………………………………………… 37

二、精细动作 ………………………………………………………………………… 37

三、语言 ……………………………………………………………………………… 37

四、社会行为 ………………………………………………………………………… 37

五、适应能力 ………………………………………………………………………… 38

第三节 大脑与行为 ……………………………………………………………… 38

一、大脑发展的关键阶段 …………………………………………………………… 39

二、学习、记忆行为与大脑活动 …………………………………………………… 40

三、情绪、社会行为与大脑活动 …………………………………………………… 42

四、早期经验对大脑发展的影响 …………………………………………………… 42

五、神经发育障碍与行为问题 ……………………………………………………… 43

六、发育商测评中的五大能区行为与大脑活动 …………………………………… 43

第四章 发育商测评概述 …………………………………………………………… 46

第一节 发育商测评的意义 ……………………………………………………… 46

一、发育异常的早发现、早干预 …………………………………………………… 46

二、促进婴幼儿早期全面健康发展 ………………………………………………… 46

三、有助于加强科学养育照护和健康管理指导 …………………………………… 47

四、促进托育机构及托育行业发展 ………………………………………………… 47

第二节 发育商测评的规律和标准 ……………………………………………… 47

一、发育商测评程序及结果 ………………………………………………………… 47

二、大运动发育规律和标准 ……………………………………………… 49

三、精细动作发育规律和标准 ……………………………………………… 51

四、语言能力发育规律和标准 ……………………………………………… 53

五、适应能力发育规律和标准 ……………………………………………… 55

六、社会行为发育规律和标准 ……………………………………………… 57

第三节 婴幼儿发育商的测评工具及方法 …………………………… 59

一、大运动的测评方法 ……………………………………………………… 59

二、精细动作的测评方法 …………………………………………………… 65

三、语言能力的测评方法 …………………………………………………… 71

四、适应能力的测评方法 …………………………………………………… 78

五、社会能力的测评方法 …………………………………………………… 84

六、发育商测评程序及结果 ………………………………………………… 90

实训三 发育商测量方法 ………………………………………………… 91

一、以 1 岁婴幼儿为例 ……………………………………………………… 91

二、以 2 岁婴幼儿为例 ……………………………………………………… 95

第五章 发育商测评注意事项 ………………………………………… 102

第一节 发育商测评师的职业守则 ………………………………… 102

一、热爱儿童，爱岗敬业 …………………………………………………… 102

二、诚信服务，善于沟通 …………………………………………………… 103

三、勤奋好学，钻研业务 …………………………………………………… 103

第二节 发育商测评师的职业礼仪 ………………………………… 103

一、发育商测评师的行为规范 ……………………………………………… 103

二、师婴互动技巧 …………………………………………………………… 109

三、与家长沟通技巧 ………………………………………………………… 110

附录 …………………………………………………………………………… 113

主要参考文献 ……………………………………………………………… 129

第一章　婴幼儿生长发育概述

1. 知识目标

（1）掌握婴幼儿生长发育的概念。

（2）熟悉婴幼儿生长发育特征、规律和影响因素。

2. 能力目标

能够正确识别婴幼儿生长发育状况。

3. 素质目标

（1）尊重和理解婴幼儿的个人差异。

（2）具备认真负责的态度与科学严谨的素质。

案例导入

浩浩刚出生的时候，非常依赖父母的照料，需要他们喂食、换尿布和帮助洗澡。当他满月时，浩浩开始头部稍稍能够抬起来，虽然还不是很稳定，但他能够更好地观察周围的事物。几个月后，浩浩渐渐学会了翻身，他开始尝试用手抓住玩具，对周围的环境产生了更大的兴趣。当浩浩1周岁时，他已经能够坐稳了。你从浩浩的成长中发现婴幼儿生长有什么规律吗？

人类从出生到成年的生长发育过程是婴幼儿与成人的核心区别。生长主要体现在身体各器官、系统的体积和形态的变化，呈现出形态上的"量变"，可通过测量数据予以表述；与此同时，发育涉及细胞、组织、器官的分化完善与功能上的成熟，即"质变"，涵盖体格与智力的发展。生长与发育密切相关，共同塑造身体的连续性变化。生长中的量变在一定程度上反映器官与系统的成熟程度，生长和发育共同反映机体量和质的动态变化过程。

一、婴幼儿生长发育的基本特征

生命的起源，源于胚胎。新生儿诞生之后，便处于持续的生长发育之中。婴幼儿生长发育迅速，其特征主要体现在大小的变化、比例的变化、旧特征的消失以及新特征的获得。

（一）大小的变化

在生理方面，个体的身高、体重以及器官的生长和发育经历了显著的变化。身高逐渐增长，体重逐渐增加，器官也随着年龄的增长而逐渐成熟。

在智力方面，个体的语言表达能力、适应能力、认知水平及社会交往技能都得到了显著的提升。这些变化是人体正常生长发育的标志，也是个体从婴儿期到成年期逐渐成熟的过程。

（二）比例的变化

婴幼儿的生长发育具有独特性，并不是一个缩小的成人，因此在比例上也呈现出显著的差异。以头部为例，胎儿的头部长度占身长的 1/2，婴幼儿的头部长度占身长的 1/4，而成人头部长度仅占身长的 1/8（见图 1-1）。

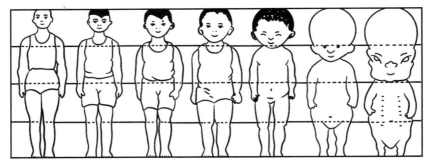

图 1-1　婴幼儿比例的变化

（三）旧特征的消失

在个体发育过程中，有时会出现原有特征逐渐消退的现象，例如幼儿时期的乳牙脱落，一些先天性反射如觅乳反射、吸吮反射、拥抱反射的消失。

（四）新特征的获得

在婴幼儿的成长过程中，他们逐渐具备了一些新的能力，例如表现出好奇心和求知欲，以及生理上的恒齿生长等（见图 1-2）。

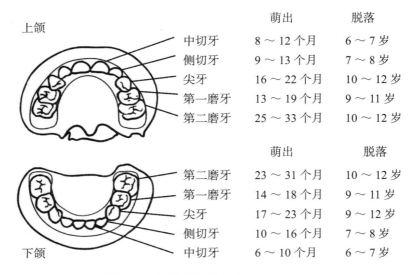

上颌		萌出	脱落
	中切牙	8 ～ 12 个月	6 ～ 7 岁
	侧切牙	9 ～ 13 个月	7 ～ 8 岁
	尖牙	16 ～ 22 个月	10 ～ 12 岁
	第一磨牙	13 ～ 19 个月	9 ～ 11 岁
	第二磨牙	25 ～ 33 个月	10 ～ 12 岁
		萌出	脱落
	第二磨牙	23 ～ 31 个月	10 ～ 12 岁
	第一磨牙	14 ～ 18 个月	9 ～ 11 岁
	尖牙	17 ～ 23 个月	9 ～ 12 岁
	侧切牙	10 ～ 16 个月	7 ～ 8 岁
下颌	中切牙	6 ～ 10 个月	6 ～ 7 岁

图 1-2　牙齿的萌出与脱落

二、婴幼儿生长发育的规律

（一）连续性和阶段性

婴幼儿的生长发育在婴幼儿阶段持续进行，各个年龄段具有各自的特点。生长发育并非在各阶段均匀发展，体格生长的速度基本上随着年龄的增长而加快。在出生后的第 1 年，体重和身长呈现出第一个生长高峰，尤其是生后 6 个月，增长尤为迅速；随后，增长速度逐渐放缓；然而，在青春期，生长速度又突然加快，出现第二个生长高峰。

生长发育是一个连续不断的过程，包含多个发育阶段，各个阶段相互关联，共同为下一阶段奠定基础。每个阶段都有其独特性，前一阶段为后一阶段的发展奠定必要的基础。一旦某个阶段的发育受到阻碍将对后续阶段产生不良影响，导致整个婴儿期的发育受阻，幼儿前期的发育也会相应延迟。

以婴儿成长为例，从出生时的只能吃流质、躺卧和啼哭，到 1 岁时能吃多种普通食物、走路和说单词，这一显著变化背后，实则经历了一系列生长发育过程。在会说单词之前，必须先学会发音，并理解单词的意义；在能吃固体食物之前，需要先过渡到半流质食物；学会走路前，需经历抬头、转头、翻身、坐直、站立等发育步骤。倘若某一阶段的发育未能顺利完成，势必会对下一阶段的发育产生影响。

（二）不均衡性

在人体的生长发育过程中，各个器官的发育速度并不一致。有些器官的发育较慢，而有些则较快。在婴幼儿时期，各系统的发育顺序和器官的生长速度均具有一定的规律性。神经系统的发展相对较早，特别是在出生后的前 2 年，大脑的发育速度非常快。相比之下，生殖系统的发育则相对较慢，通常要到青春期才会接近成熟。其他器官如心脏、肝脏、肾脏和肌肉等的生长基本上与身体的整体发育保持一致（见图 1-3）。

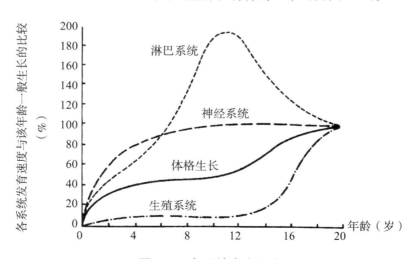

图 1-3　各系统发育顺序

（三）一般规律性

婴幼儿生长发育过程遵循特定规律，主要包括自上而下、从粗至细、由近到远、由低级至高级以及从简单至复杂。发育起初，婴幼儿优先发展头部，随后是躯干，最后为四肢。例如，在运动方面，发育顺序为抬头、挺胸、坐立、站立和行走（表现为自上而下的趋势）；在活动方面，分别为臂部、手部、腿部、脚部（展示出由近至远的规律）；在手部动作上，表现为全掌抓握逐渐转为手指捏取（体现出从粗至细的规律）；在绘画技能上，则是先画直线后画圆圈、画人（显示由简单至复杂的趋势）；在认知发展上，婴幼儿从感性认识（如看、听等）逐步提升至理性认识（如记忆、思维等）。

（四）个体差异性

在婴幼儿的成长发育过程中，虽然遵循着一定的规律，但在一定范围内，其发育状况会受到先天和后天因素的影响，从而产生差异。因此，每个人的发育水平都不会完全一致，而正常范围的标准也不是绝对的。要进行正确的评估，必须综合考虑影响个体发育的多种因素。即使是双胞胎，他们的运动发育也会存在差异，他们未必会在同一天学会走路，这就是其中的一个差异表现。

三、婴幼儿生长发育的影响因素

婴幼儿生长发育的过程，从受精卵形成至出生，遵循一定的规律，但同时也受到多种因素的影响，主要包括遗传因素、性别因素、营养状况、家庭及社会环境、母亲身体状况、怀孕时机与孕期状况、疾病，以及父母及周围亲人的关爱等。

（一）遗传因素

婴幼儿的生长发育轨迹、特征及潜力受父母遗传因素的制约。种族和家族的遗传信息影响儿童的肤色、面部特征、性格、身高、性成熟时间以及疾病易感性。例如，父母身高通常会遗传给子女，在良好的生活环境下成长至成年的婴幼儿，其最终身高 75% 取决于遗传，25% 取决于营养和锻炼等因素；而生长发育受阻的遗传代谢性疾病（如苯丙酮尿症等）、内分泌障碍疾病、染色体异常（如先天愚型等）等，均与遗传因素密切相关。

（二）性别因素

男孩和女孩在婴幼儿时期的生长发育特点是有很大区别的。男孩的模仿能力发育一般较女孩的发育慢一些，如语言发育、背诵诗歌、学唱儿歌等。男孩肌肉骨骼发育相对旺盛，在运动发育方面，一部分男孩可能要比女孩快一些。从体格发育情况来看，刚刚出生的男婴儿平均体重会比女婴儿重一些，身长也略微长一些，以后整个婴幼儿期都是这样一种发育规律。因此，在评价婴幼儿的体格和智能发育水平时，一定要参照男孩和女孩的不同标准进行判断。

（三）营养因素

营养因素对于婴幼儿生长发育十分重要。营养是人类生命物质的基础，是婴幼儿生长发育必不可少的关键条件。营养素供给充足且比例恰当，加上环境适宜，可使婴幼儿的生长潜力得到充分的发挥，使机体发育达到最佳状态，尤其对大脑的发育更是如此。从怀孕期到生后2周岁的这段时间里，供给足够的营养物质会促进婴幼儿脑细胞的生长发育。宫内营养不良，不仅使胎儿体格生长落后，还会影响脑神经发育，严重者可导致脑神经损害后遗症。出生后营养不良，特别是第1～2年的严重营养不良，可影响婴幼儿脑细胞的进一步增殖和增大，引起脑细胞数量的匮乏和细胞体积的缩小，使婴幼儿生长发育受到严重影响。

（四）家庭环境和社会环境

家庭环境对婴幼儿健康的影响不容忽视。良好的生活环境和充满爱心的正确引导会使婴幼儿的体格和智力潜能得到最佳发展。和睦的家庭气氛、父母稳定的婚姻关系，对婴幼儿生长发育和完善的人格形成起着重要的作用。良好的居住环境，如阳光充足、空气清新、水源清洁、无声光污染，是婴幼儿生长发育所必需的。充足的物质生活条件、科学护理、良好教养、体育锻炼和愉悦的精神状态，是婴幼儿生长发育达到最佳状态的重要因素。

近年来，社会环境对婴幼儿健康的影响受到高度关注，完善的医疗保健服务、良好的教育体制、良好的社会服务等，对促进婴幼儿的生长发育有积极作用。经济发达地区的婴幼儿生长发育水平明显优于经济落后地区。在教育环境优良、信息发达的某些地区，婴幼儿可以接触到五彩缤纷的世界和数不清的新鲜事物，这些事物不断刺激人脑作出反应，婴幼儿的脑细胞不断增殖和增大，加上父母的及时引导，婴幼儿的智能会得到充分的挖掘和发挥。

（五）母亲身体状况、怀孕时机与孕期情况

胎儿在宫内的发育受孕母生活环境、营养、疾病、生活习惯、情绪、受教育的程度等各种因素的影响。母亲妊娠早期的病毒感染可导致胎儿先天性畸形；某些药物、X线照射、环境污染和精神创伤均可影响胎儿的发育；妊娠期严重营养不良可引起流产、早产和发育迟缓。

受孕时机最好选择在父母双方生理状态最好、情绪最稳定的时候。受孕前后如果饮酒过度或抽烟过多都会影响婴儿的顺利出生。怀孕期间孕妇的家庭和周围生活环境、营养状况、情绪及有无疾病等都会对即将出生的婴儿有影响。怀孕早期如果叶酸缺乏可导致胎儿神经管畸形；病毒感染可引起先天性心脏病、脑发育畸形和早产；服用某些有毒药物，或有害化学物质侵袭及放射线辐射等都可以影响胎儿或出生后的婴儿生长发育。精神状态对婴幼儿的影响也是很大的，抑郁的母亲可能会导致自己的婴幼儿性格异常。精神有障碍母亲的婴幼儿往往容易出现精神异常等。

（六）疾病

疾病对生长发育的影响十分明显，任何引起生理功能紊乱的疾病均可影响生长发育。急性感染性疾病常使体重减轻；长期慢性疾病则影响体重和身高的增长；内分泌疾病常引起骨骼生长和神经系统发育迟缓；先天性疾病，如先天性心脏病，可造成生长迟缓，有些先天性疾病还会影响婴幼儿的智力。长期缺氧会影响婴幼儿的大脑发育，使婴幼儿反应迟钝，接受事物能力差；某些染色体异常、畸形或先天性代谢性疾病可导致婴幼儿大脑发育迟缓，智力低下，终身不能独立生活。后天的营养也是至关重要的，如缺钙导致的佝偻病、营养不良性贫血、微量元素的缺乏等，都会给婴幼儿的体格和智力发育带来不利影响。

以上所提到的诸多不良因素中的绝大多数是可以预防和避免发生的。特别是一些先天性疾病，如先天性代谢异常疾病，如果出生后立即进行新生儿筛查和评估，就可以用药物或特殊饮食来避免。如先天性甲状腺功能减退的新生儿一经确诊就可以用药物治疗，而且这种药物非常便宜，治疗后的婴幼儿与正常孩子完全一样；某些严重染色体异常胎儿可以产前确诊，及早终止妊娠。

（七）父母及周围亲人的关爱

研究表明，通过各种方式给予婴幼儿最大的关爱可以促进婴幼儿的智力发展。如经常抚摸刚刚出生不久的新生儿，他们会表现得非常活跃。动物实验也证明，反复抚摸新生的小动物可使其脑生理活动明显增加。通过对婴儿的抚摸可传递父母或亲人的爱意，经常用充满爱意的话语和婴幼儿交谈会使婴幼儿模仿能力大大加强，还可以提高婴幼儿对事物的新鲜感。

综上所述，婴幼儿生长发育水平是遗传与环境共同作用的结果，遗传决定了生长发育的潜力，环境影响着这种潜力发挥的程度。这种潜力从受精卵开始就受到环境因素的作用与调节，表现出个体特有的生长发育趋势。一个健康聪明的婴幼儿与怀孕过程、哺育过程及教育过程是紧密相关的，这个过程受到父母亲遗传基因、身体状况、疾病情况及周围环境的影响，同时与婴幼儿喂养和智力潜能的开发也有密切的联系，最后需要说明的是父母及周围亲人的爱心千万不要忽视。

思考与练习

一、单项选择题

1. 婴幼儿的头部长度占身长的（   ）。

　A. 1/4　　　　　B. 1/8　　　　　C. 1/2　　　　　D. 1/6

2. 体重和身长的第一个生长高峰期是（   ）。

　A. 青春期　　　　　　　　B. 生后第 1 年

　C. 生后第 2 年　　　　　　D. 儿童期

二、多项选择题

1. 婴幼儿生长发育的特征有（　　）。

A. 大小的变化　　　　　　　　B. 比例的变化

C. 旧特征的消失　　　　　　　D. 新特征的获得

2. 婴幼儿生长发育规律有（　　）。

A. 连续性和阶段性　　　　　　B. 不均衡性

C. 一般规律性　　　　　　　　D. 个体差异性

三、简答题

1. 婴幼儿生长发育的影响因素有哪些？

2. 婴幼儿生长发育个体差异的原因有哪些？如果遇到生长发育进度慢的婴幼儿，托育从业者应该如何看待和处理？

3. 请谈谈生长发育监测在托育工作中的重要意义以及托育从业者在监测过程中应注意哪些问题。

参考答案

一、单项选择题

1.A　2.B

二、多项选择题

1.ABCD　2.ABCD

三、简答题

1. 遗传因素、性别因素、营养因素、家庭环境和社会环境、母亲身体状况、怀孕时机与孕期情况、疾病。

2. 婴幼儿生长发育个体差异的原因：①遗传因素：父母的身高、体重和其他遗传特征可能会影响婴幼儿的生长发育。②营养因素：摄入的营养不足或不均衡可能会影响婴幼儿的生长。③环境因素：如生活环境、健康状况、感染等都可能影响婴幼儿的生长。④激素和其他生物因素：生长激素、甲状腺激素等的分泌和功能异常可能会影响生长。⑤其他医学因素：如慢性疾病、先天性疾病等。

如果遇到生长发育进度慢的婴幼儿，托育从业者应该：①及时与家长沟通：了解婴幼儿的饮食、睡眠和其他生活习惯。②观察婴幼儿的整体健康状况：是否有其他健康问题或症状。③定期进行生长发育评估：与儿童保健医生合作，确保婴幼儿得到适当的关注和干预。

3. 生长发育监测在托育工作中的重要意义：①确保婴幼儿的健康成长：及时发现和处理可能的健康问题。②为家长提供信息：让家长了解婴幼儿的生长发育情况，以便他们可以做出相应的调整。③为托育机构提供参考：帮助机构了解儿童的健康状况，并根据需要进行调整。

在监测过程中，托育从业者应注重以下问题：①数据的准确性：确保测量工具的准确性和一致性。②观察婴幼儿的整体健康状况：不仅仅是身高和体重，还要关注他们的活动水平、食欲和情绪。③与儿童保健医生合作：定期进行生长发育评估，确保得到专业的建议和指导。

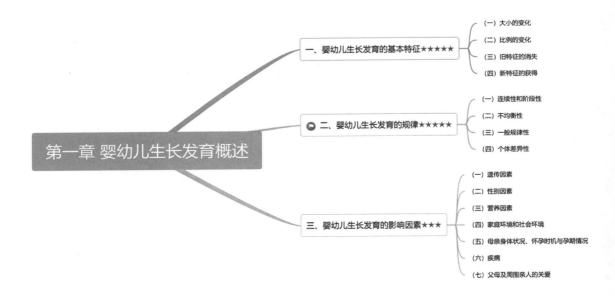

第二章 婴幼儿生长发育标准与评价

案例导入

菲菲，女婴，刚满 1 岁，身高 75cm。为了全面评估她的生长发育状况，我们需要测量并了解她的体重和头围。

您知道正确的测量方法以及正常值范围吗？

第一节　婴幼儿生长发育标准与评价概述

一、生长发育评价标准的分类

（一）绝对标准与相对标准

1. 绝对标准

绝对标准是指不管评估对象与评估条件如何，均使用一个评估标准。使用这种标准，可以增加可比性。例如，托育从业者使用绝对标准来判断婴幼儿的体重、身高和头围是否落在正常范围内；使用世界卫生组织（WHO）发布的生长曲线图来评估 6 个月大婴儿的体重是否符合其年龄组的平均水平。

2. 相对标准

相对标准是指根据评估目的、评估对象和评估条件的不同，采用不同的标准。例如，托育从业者用相对标准来评估婴幼儿的生长速度和发育进度，比较一个孩子的连续身高测量值，以确定他是否按照预期的生长速率成长。

（二）定性标准与定量标准

1. 定性标准

定性标准是指用评语或等级作为标度的标准。如在评估婴幼儿参与相关活动的主观兴趣时，常用"优""良""中""可""差"来评定。在早期发育评估中，发育商测评师使用定性标准来观察婴幼儿的社会行为、语言表达和精细动作等行为。例如，评估一个 2 岁儿童是否能进行简单的句子交流或模仿成人的行为。

2. 定量标准

定量标准是指用数字作为标度的标准。如考量婴幼儿的生长发育达标情况时，个体婴幼儿的实测值在参照标准均值 2 个标准差范围内视为正常，群体婴幼儿的 95% 的实测值在参照标准均值 2 个标准差范围内视为正常。评估表见表 2–1。

表 2–1　婴幼儿生长发育评估表

班级	总人数	参评人数	达标		中上等		中等		中下等	
			人数	%	人数	%	人数	%	人数	%

注：生长发育的具体指标为体重、身长、头围等。

二、生长发育评价方法

利用婴幼儿体格生长标准，可以对每个婴幼儿的生长发育水平进行公正评价，并了解其与标准值的差异程度。对于个体婴幼儿，体格生长评价不仅有助于判断其生长和营养状况，而且可以为某些疾病的诊断提供重要依据。对于群体婴幼儿，通过体格生长评价可以深入了解其生长发育的规律和特点。在实践中，单项指标评价法、曲线图评价法、身体指数评价法和三项指标综合评价法等评价方法被广泛用于婴幼儿体格生长评价，以确保评估结果的准确性和可靠性。这些评价方法的应用有助于更好地了解婴幼儿的生长发育状况，为促进其健康成长提供科学依据。

（一）单项指标评价法

1. 体重生长评价

根据世界卫生组织《儿童生长标准》（2006 年版），通过对比婴幼儿体重测量结果，可初步评估其体重生长等级。附表 1、附表 3 列出了 0 ～ 3 岁婴幼儿的体重标准。

2. 身长生长评价

根据世界卫生组织《儿童生长标准》（2006年版），对比婴幼儿身长测量数据，初步评估婴幼儿身长生长等级。附表5、附表7列出了0～3岁婴幼儿身长的标准数据。

3. 头围生长评价

婴幼儿头围测量结果的初步分析可以通过将其与头围生长正常值进行比较。新生儿头围的平均值约为34cm，出生后前半年增长约9cm，后半年的增长量则减少至3cm；至1周岁时，头围平均值约为46cm；在接下来的第2年，头围的增长量约为2cm；2岁时的头围平均值达到48cm；此后，头围的增长速度进一步放缓，至5岁时，头围大约为50cm。

若新生儿头围小于32cm，或3岁时头围小于45cm，这种情况被称为小头畸形。关于0～3岁婴幼儿头围的标准，详见附录中的附表9和附表10。

4. 胸围及腹围生长评价

婴幼儿胸围的测量结果可以与正常胸围生长值进行比较，从而初步评估其胸围的生长状况。新生儿的胸廓呈圆筒状，胸围约为32cm，略小于头围1～2cm；随着月龄的增加，胸廓的横径增长迅速，至1岁左右，胸围大致等于头围；1岁以后，胸围逐渐超过头围，其差值（cm）约等于幼儿的年龄。例如，2岁幼儿的胸围约为50cm，5岁时约为55cm。若婴儿期营养充足，胸廓发育良好，胸部皮下脂肪较为丰富，则在几个月大时胸围有可能大于头围。在婴儿期，腹围与胸围相近，之后腹围则小于胸围。

5. 上臂围生长评价

通过对婴幼儿上臂围测量结果与正常生长值的对比，可初步评估其营养状况。上臂围可用于评估5岁以下儿童的营养状况：若上臂围大于13.5cm，则判定为营养良好；12.5～13.5cm为营养中等；低于12.5cm则视为营养不良。

（二）曲线图评价法

将每次测得的婴幼儿身长、体重值按性别标记在0～3岁男/女婴幼儿身长（身高）/年龄、体重/年龄百分位标准曲线图中，然后将图中各标记点进行连接，所得曲线即为婴幼儿的生长曲线，将此曲线与图表上原有的曲线进行比较可判断婴幼儿的身长、体重生长水平，同时根据该婴幼儿生长曲线特点可分析其生长速度和趋势。

（三）身体指数评价法

1. 身长体重指数评价

婴幼儿身长体重指数＝体重（kg）/身长（cm）×1000。身长体重指数随婴幼儿月龄增长呈规律性增加。

2. 身长胸围指数评价

婴幼儿身长胸围指数＝胸围（cm）/身长（cm）×100。身长胸围指数随婴幼儿月龄增长先增大后减小，转折点为2～3个月。

3. 身高坐高指数

身高坐高指数＝坐高（cm）/身高（cm）×100。身高坐高指数是反映上下身长度比例的一个指数，它随年龄增长而逐渐减少，说明下身比例逐渐增加。

4. 体重指数（Body Mass Index，BMI）评价

婴幼儿 BMI ＝体重（kg）/ 身长（m）^{2}。一般情况下，判断标准是：营养不良＜ 12；偏瘦为 12 ～ 13.5；正常为 13.5 ～ 18；肥胖＞ 18。

（四）三项指标综合评价法

针对婴幼儿的年龄、体重以及身长三项指标，将其与世界卫生组织《儿童生长标准》（2006 年版）中相对身长的体重、相对年龄的身长以及相对年龄的体重进行对比，以此全面评估婴幼儿的生长状况和营养状况。三项指标的综合评价表格见表 2-2。

表 2-2　三项指标综合评价表

相对身长的体重	相对年龄的身长	相对年龄的体重	评价意义
高	高	高	高个子，近期营养过剩
高	中	中	目前营养良好
高	低	高	肥胖＋＋
高	中	高	近期营养过剩
高	低	中	目前营养良好，既往营养不良
中	高	高	高个子，体形匀称，营养正常
中	低	低	目前营养尚可，既往营养不良
中	中	中	营养正常
中	低	中	目前营养正常，既往营养不良
中	中	高	营养正常
中	中	低	营养尚可
中	高	中	高个子，营养正常
低	高	中	瘦高体型，目前轻度营养不良
低	中	低	目前营养不良＋
低	高	低	目前营养不良＋＋
低	中	中	近期营养不良
低	低	低	近期营养不良，既往营养不良

第二节　婴幼儿生长发育的评价指标

一、形态指标

生长发育的形态指标是指身体及其各部分在形态上可测出的各种量度（如长、宽、围度以及重量等），主要包括体重、身高（长）、坐高（顶臀长）、头围、胸围、腹围、上臂围、身体比例与匀称性等。其中，身高和体重是最重要和常用的形态指标。

按照《城乡儿童保健工作要求》婴幼儿生长发育的体格检查按照月龄定期进行：6 个月以内的婴儿每月 1 次，1 岁以内的婴儿每 3 个月 1 次；1～3 岁的婴幼儿每半年 1 次；高危、体弱婴幼儿应当适宜增加检查次数。一般婴幼儿每半年测量 1 次身高，每隔 1～3 个月测量 1 次体重，并做好记录。根据测量结果，对婴幼儿的体格生长状况进行评估。对于生长发育指标明显高于或者低于正常范围值的婴幼儿，应建立动态观察，查找原因，采取有效措施及早干预。

（一）体重

1. 直接测量法

体重是指人体各器官、组织及体液的总重量，主要反映体格生长与营养状况，常用杠杆式体重秤或电子体重计测量。体重易于测量，结果也比较准确，是最易获得的反映婴幼儿生长与营养状况的指标。体重与身高相结合可用以评价机体的营养状况和体形特点。

正常足月新生儿出生体重平均为 3.2kg。部分新生儿出生后由于摄入不足、水分丢失、胎粪排出等各方面因素，可能出现暂时性的体重下降，但一般出生 7～10 天后就能恢复到出生时体重。新生儿出生后 3～4 个月的体重是出生时的 2 倍，0～6 个月平均每月增加 0.7～0.8kg；7～12 个月增长量减少，平均每月 0.25kg；满 1 周岁时体重是出生时的 3 倍（10kg），满 2 岁时达 4 倍（12kg）。2 周岁后至青春期前，体重增长减慢，平均每年增长约 2kg。幼儿的体重可用以下公式估算（见表 2-3）。

表 2-3　幼儿体重估算公式

月龄	公式
1～6 个月	体重（kg）＝出生体重＋月龄 ×0.7（kg）
7～12 个月	体重（kg）＝6.0（kg）＋月龄 ×0.25（kg）
1～6 岁	体重（kg）＝年龄 ×2（kg）＋8.0（kg）

体重是反映和评价婴幼儿体格生长与营养状况最重要，也是最易获得的指标。体重增长有一定的规律性，增长速度减慢或者过快，都说明营养不合理或者婴幼儿患有疾病。

2. 生长曲线图监测法

图 2–1、图 2–2 显示的分别是男婴和女婴的身高、体重生长发育曲线图。图中，横坐标为月龄，纵坐标为体重、身长 / 身高及百分位，通常身高在第 3 百分位到第 97 百分位之间属于正常范围，也就是说测定值在这个区域之内就可以视为正常。

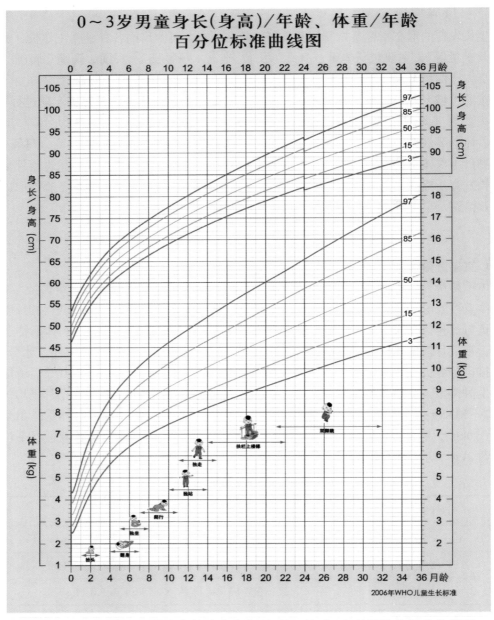

图 2–1　0 ～ 3 岁男婴幼儿身长（身高）/ 年龄、体重 / 年龄百分位标准曲线图

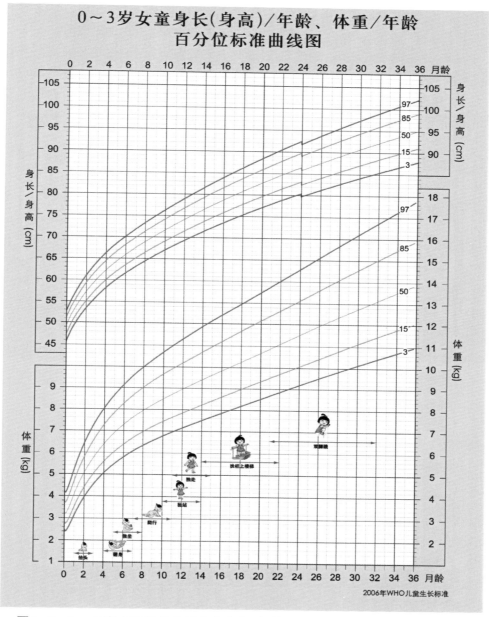

图2-2 0～3岁女婴幼儿身长（身高）/年龄、体重/年龄百分位标准曲线图

生长曲线图的使用方法如下：在测量的月龄位置上标出你所测量的结果，看看测量的结果位于哪个区域之中。

第3百分位以下者属于体重过轻，可能有营养不良或其他问题。

在第3百分位至第25百分位者属于中下等，体重偏轻。

在第25百分位至第75百分位范围属于中等，体重基本接近平均值。

在第75百分位至第97百分位者属于中上等，体重有些过重，但还没有超标。

第97百分位以上者属于上等，说明体重过重，属于超标范围，视为肥胖。

如果几次测量值都在第 97 百分位以上或在第 3 百分位以下，说明婴幼儿体重发育异常；如果将几次测量的结果连接起来的曲线平或下降则说明体重增加出现问题。

体重是否按标准增加直接关系到婴幼儿体格和智力发育，父母应该养成定期测量孩子体重的习惯。如果身体一般状况良好，体重没有按标准增加反而减少，大部分都是由于喂养不当或营养成分供给不均衡所致，如果能够及时发现，很快就会纠正。我们要将每次测得的数据记录下来，或者标记在生长发育曲线上，定期检查生长发育情况。

（二）身高（长）

1. 直接测量法

身高是指从头顶到足底的身体长度，它能精确反映个体整体发育状况和生长速度的快慢。由于婴幼儿站立困难，通常采取卧位测量，与立位相比可能存在 1 ~ 2cm 的差距。身高增长规律与体重相似，年龄越小，增长速度越快，呈现婴儿期和青春期两个生长高峰。新生儿身长约为 50cm，城乡差异不大，男婴略长于女婴。新生儿生后第 1 年身高增长最快，约为 25cm；前 3 个月增长 11 ~ 12cm，相当于后 9 个月的增长值；1 岁时身高约为 75cm；第 2 年增长速度减慢，约 10cm，2 岁时身高约为 85cm；2 岁以后身高增长更为缓慢，每年增长 5 ~ 7cm。1 岁时身高约为出生时的 1.5 倍，4 岁时约为 2 倍，13 ~ 14 岁时约为 3 倍。具体公式见表 2-2。

表 2-2　婴幼儿身高估计公式

年龄	身高（cm）
出生时	50
12 个月	75
2 ~ 12 岁	年龄 ×7 ＋ 75

身高受年龄、性别、种族、地区、生活水平、体育锻炼、疾病等多种因素的影响，个体差异较大，其中遗传因素占据主导地位。

2. 生长曲线图监测法

仍参考图 2-1 与图 2-2 的男婴和女婴的身高、体重生长发育曲线，正常的生长发育范围为第 3 百分位到第 97 百分位，这意味着如果一个婴幼儿的身高或体重测量值落在这个区间，他们的生长被认为是正常的。这个范围覆盖了大多数健康婴幼儿的生长数据，提供了一个参考标准，帮助托育从业者判断婴幼儿的生长发育是否处于健康轨道上。

使用生长曲线图的步骤如下：首先，在图表上找到与被测量婴幼儿的月龄相对应的位置，然后在该位置标记婴幼儿的实际测量值。这些测量结果将落在特定的百分位区间内，每个区间代表婴幼儿生长发育的不同水平。

低于第 3 百分位表示婴幼儿的身高远低于平均水平，属于极低水平，即身材异常矮小。

第 3 百分位至第 25 百分位区间表示婴幼儿的身高低于平均水平，属于中下等水平，即身材偏矮。

第 25 百分位至第 75 百分位区间表示婴幼儿的身高接近平均水平，属于中等范围。

第 75 百分位至第 97 百分位区间表示婴幼儿的身高高于平均水平，属于中上等水平，即身材偏高。

超过第 97 百分位表示婴幼儿的身高远高于平均水平，属于上等水平，即身材过高。

如果连续几次测量的结果都在第 97 百分位以上或第 3 百分位以下，这可能表明婴幼儿的生长发育存在异常。如果测量结果的趋势线平坦或下降，这可能提示婴幼儿的身高增长遇到了问题。在这种情况下，应及时识别并解决这些问题，以促进婴幼儿的健康成长。

（三）坐高（顶臀长）

坐高，亦称顶臀长，是指从头顶到坐骨结节的直线距离。3 岁以下的儿童，这一测量通常在仰卧位进行。坐高的增加反映了头骨和脊柱的生长情况。将坐高与身高对比可以揭示下肢与躯干的相对比例。例如，先天性骨发育异常或某些内分泌疾病引起的矮身材，常表现为比例失调；如下部身体较短可能见于先天性甲状腺疾病或骨软骨发育不全等情况；下部身体过长则常见于生殖腺功能不全。

（四）头围

头围是从眉弓上缘最突出处至枕后结节绕头部 1 周的长度。它反映了头颅的大小及大脑发育的程度，是评估婴幼儿及学龄前儿童生长发育的关键指标。脑在胎儿期生长速度领先全身，导致新生儿头部相对较大。头围的增长速度在不同年龄阶段有显著差异，第 1 年生长迅速，之后逐渐放慢。头围的大小也与父母的头围有关。持续监测头围比单次测量更有助于及时发现异常，如头围过大或过小，可能分别指示脑积水或智力发育迟缓。

（五）胸围

胸围反映了肺和胸廓的生长状况，间接表明了身体形态和呼吸系统的发育水平。出生时，胸围略小于头围，但随着年龄增长，胸围会超过头围，并持续以每年 1.5 ～ 2cm 的速度增长。头胸围交叉的时间点通常被视为评估儿童营养状况的指标。

（六）上臂围

上臂围是衡量肌肉、骨骼、皮下脂肪和皮肤生长的指标。在儿童出生后的前 5 年里，上臂围的增长速度先快后慢。在没有条件进行身高体重测量的情况下，上臂围可用于筛查 5 岁以下儿童的营养状况。

（七）身体比例与匀称性

身体的比例和匀称性随年龄增长而发生变化，遵循一定的生长规律。例如，头与身高的比例从婴幼儿期的 1/4 逐渐调整至成人的 1/8。身体的匀称程度可以通过多种指标评估，如坐高与身高的比例、体重指数（BMI）等。这些指标反映了躯干与下肢的相对长度以及体型的特点。指距（手臂展开时两手中指尖之间的距离）与身高的比例也是评估身体比例的一个重要指标。

> **托育提示**
>
> 　　应定期测量婴幼儿的身高、体重、头围等形态指标，至少每月1次，记录数据并绘制生长曲线。观察曲线变化趋势，发现指标异常或生长不良，应及时与家长沟通，寻找原因，比如疾病或营养问题，并采取相应干预措施。

二、生理功能指标

　　生长发育的生理功能指标是指身体各系统、各器官在生理功能上可测出的各种量度，常用的有心率、体温、脉搏和血压（心血管系统的基本指标）、呼吸频率、肺活量（呼吸系统的基本指标）、握力和背肌力（骨骼肌肉系统的基本指标）。

（一）心率

　　心率是指心脏搏动的频率，主要反映心脏与血管的功能，常用秒表或医用听诊器测量。婴幼儿新陈代谢旺盛，交感神经兴奋性较高，故心率较快，且年龄越小，每分钟的心率就越快，如表2-3所示。

　　婴幼儿心率不稳定，易受紧张、进食、活动、哭闹、发热等因素的影响。因此，应在儿童安静或睡眠时测量心率，并注意发热等因素对心率的影响，通常体温每升高1℃，心率可增加（10～15）次/分。

表2-3　不同年龄儿童心率平均值

年龄	每分钟心跳次数（次）
新生儿	140
1～2岁	100～120
3～6岁	90～110

（二）血压

　　血压是指血液在血管流动时对血管壁形成的侧压力，是反映心血管功能的重要指标，常用立柱式水银血压计结合医用听诊器测量，新生儿则多采用多普勒超声监听仪或心电监护仪。婴幼儿血压比成人低得多，年龄越小，血压越低。婴幼儿心脏发育较差，心排血量较小，血管内径又较大，血液在血管内流动阻力较小，故血压较低。新生儿收缩压平均为60～70mmHg，1岁时为70～80mmHg。2岁以后可以用公式（收缩压＝年龄×2＋80mmHg）进行计算，舒张压约是收缩压的2/3。正常情况下，下肢血压要高于上肢血压约20mmHg，高血压在婴幼儿中不多见。

　　婴幼儿血压容易受活动、情绪等外因的影响，如哭叫、体位变动、情绪紧张等都可能使血压升高。测量血压时，应让婴幼儿保持安静，根据不同年龄选择不同宽度的袖带，通常情况下，血压计袖带应占小儿上臂宽度的 1/2 ～ 2/3。袖带过宽时测得血压比实际要低，反之则偏高。

（三）体温

婴幼儿因新陈代谢活跃和体温调节中枢未完全成熟，体温通常比成人略高。正常婴幼儿的体温范围是 36 ～ 37.4℃，常用测量方法有腋温、肛温、额温及口温 4 种。其中腋下测温法最为安全、方便和常用，测温时间为 5 ～ 10 分钟，正常范围是 36 ～ 37℃。1 岁以内婴幼儿、不合作儿童以及昏迷、休克婴儿则多采用肛门内测温法。此种方法测温时间短、准确，测温时间为 3 ～ 5 分钟，正常范围是 36.5 ～ 37.7℃。婴幼儿由于无法配合口腔或肛温测量，额温计是一种安全、方便且非侵入性的选择，而且额温计可以用于快速测量额头温度，对婴幼儿进行初步筛查是否有发热症状，还可避免交叉感染，特别适用于医疗机构或集体儿童保育环境中的婴幼儿使用。口腔测温法则常用于意识清醒且配合的 6 岁以上儿童，婴幼儿体温平均值及正常范围见表 2-4。

表 2-4　婴幼儿体温平均值及正常范围

测量部位	平均温度（℃）	正常范围（℃）
口腔温度	37	36.3 ～ 37.2
直肠温度	37.5	36.5 ～ 37.7
腋下温度	36.5	36.0 ～ 37.0

1. 腋表测量法

测量前先检查一下体温表有无破损和断裂，用消毒酒精棉球擦拭体温表，然后将水银柱甩至 35℃以下。幼儿可取坐位或卧位，婴儿可抱在成人怀中，测量前不要洗澡，要先擦去腋窝的汗，把体温表水银端放在腋窝中间，注意不要把表头伸到外面，夹好后扶住孩子的胳膊，以免表移动，造成测量不准确，测量时间为 5 分钟，后读数并记录。

2. 肛表测量法

3 岁以下的小儿可以用肛表来测量，测量前先检查一下体温表有无破损和断裂，用消毒酒精棉球擦拭体温表，然后将水银柱甩至 35℃以下。先令小儿仰卧屈膝露出臀部，也可趴在成人的腿上或抱在怀中，将肛表涂油后插入肛门 3 ～ 4cm（幼儿 2.5cm，婴儿1.25cm），相当于肛表长度的 1/2，不要太深，测量时间为 2 ～ 3 分钟。后取出擦净，读数并记录。

3. 额温测量法

将额头上的头发梳理到一边，使额头露出。清洁额头以去除汗水或其他影响测量准确性的物质。打开电子体温计，按下开关按钮，等待数秒钟，直到屏幕上显示出温度读数。将电子体温计额温探头与额头皮肤的接触面紧密贴合，然后慢慢滑动探头，直到它覆盖额头的大部分区域。保持电子体温计在额头上的位置，等待几秒钟，直到屏幕上显示出准确的温度读数。使用完毕，按下电子体温计上的关闭按钮，以关闭电子体温计，用酒精棉球或清洁湿布擦拭电子体温计的探头部分,以保持卫生。

体温单位以摄氏温度(℃)和华氏温度(℉)表示,其互换公式为:

℃=(℉ −32)×5/9

℉=℃ ×9/5 + 32

发热是指体温超出正常温度,即肛温＞ 37.8℃,腋下温度＞ 37.3℃,舌下温度＞ 37.3℃。当肛温、腋下、舌下温度不一致时以肛温为准。舌温、腋温受诸多因素的影响,如喂奶后、哭闹、衣服过厚、环境温度高或者情绪激动都可能使舌温、腋温暂时性地升高,因此肛温最能够反映体内的温度。根据体温的高低,临床以腋下温度为标准将发热分为:低热 37.4 ~ 38℃,中度发热 38.1 ~ 39℃,高热 39.1 ~ 41℃,超高热＞ 41℃。

(四)呼吸频率

呼吸频率,即每分钟的呼吸次数。婴幼儿期呼吸频率较快,随着年龄增长,呼吸频率逐渐减慢。呼吸频率受多种因素影响,如情绪和体温,需在安静状态下测量。不同年龄儿童呼吸频率见表 2-5。

表 2-5 不同年龄儿童呼吸频率

年龄	呼吸频率(次 / 分)
新生儿	40 ~ 44
1 月~ 1 岁	30
1 ~ 3 岁	24

托育提示

托育从业者是婴幼儿成长过程中的重要引导者和照顾者,我们的职责不仅限于提供基本的生活照顾,还包括观察和了解婴幼儿的生理发展状况。托育从业者应了解不同年龄段婴幼儿的生理指标正常范围,并掌握测量方法。如发现心率过速、呼吸异常等,应考虑是否存在发热、贫血、心脏病等问题,需要及时联系医生,确保婴幼儿得到及时的救治。通过专业的知识技能与关心关爱,我们共同为婴幼儿的健康成长保驾护航。

三、与体格生长有关的发育

(一)骨骼

1. 颅骨

颅骨主要由枕骨、额骨、顶骨和颞骨组成,由具有弹性的纤维组织连接。各颅骨连接间的缝隙称为骨缝和囟门。

2. 囟门

颅骨间大的缝隙称为囟门，囟门分为前囟门和后囟门（见图 2-3）。

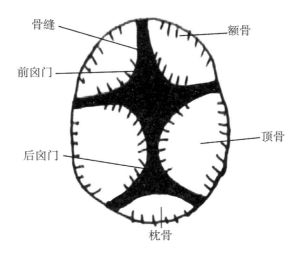

图 2-3　囟门与骨缝

（1）后囟门是由两块顶骨和枕骨形成的三角形的间隙。婴儿出生时后囟门将近闭合，6～8 周龄完全闭合。

（2）前囟门是两块额骨与两块顶骨间形成的菱形间隙。出生时前囟门 1.5～2cm，之后逐渐骨化缩小至闭合。多数儿童于 1～1.5 岁闭合，部分儿童前囟门在 2 岁左右闭合。前囟门大小与闭合年龄个体差异较大，如正常儿童前囟门可在 0.6～3.6cm 范围，出生时前囟门比较大的儿童，前囟门闭合年龄也就比较迟。前囟门大小及闭合时间的临床意义，应结合头围、行为发育等其他临床表现进行鉴别。

前囟门的大小、张力、闭合时间也是某些疾病的体征之一，特别是前囟门的张力是重要的临床体征。若前囟门过小或闭合过早伴头围小、发育迟缓，提示有脑发育不良、小头畸形；前囟门过大伴头围增长过快，应排除脑积水；前囟门闭合延迟伴发育迟缓、矮小则应考虑甲状腺功能减低症可能；前囟门张力增高提示颅内压增高；严重脱水时前囟门凹陷。

颅骨发育先于面骨。1～2 岁后，儿童面部骨骼开始迅速发育，表现为面、鼻骨变长，下颌骨向前凸出，下颌角倾斜度减小，额面比例变化导致脸型改变，由婴儿时期圆胖脸型变为儿童期增长的脸型。

3. 脊柱

脊柱的生长反映扁骨的发育。1 岁内其生长快于四肢，以后生长速度落后于四肢。新生儿的脊柱是直的；3 个月能抬头时，出现颈部脊柱前凸的第 1 个弯曲；6～7 个月会坐时，出现胸部脊柱后凸的第 2 个弯曲；1 岁左右能行走时，出现腰部脊柱前凸的第 3 个弯曲，从而形成了为保持身体平衡的脊柱自然弯曲。各种原因所导致的骨骼发育不良，站立、行走、写字等姿势不正确，会造成脊柱侧弯、驼背和鸡胸等畸形。

4. 骨化中心

骨骼的生长有两种方式：①干骺端成骨：长骨的生长主要是干骺端软骨的逐步骨化。②骨膜成骨：扁骨生长主要是扁骨周围骨膜的逐步骨化。骨化的过程较长，自胎儿期开始，直至成年期完成。正常婴幼儿的成骨中心随年龄增长按一定时间和顺序先后出现和变化，X线检查成骨中心的多少以及干骺端的愈合情况可以粗略判断骨骼的发育年龄。1～9岁儿童腕部骨化中心数目约为小儿的年龄加1。10岁出齐。

（二）牙齿

婴儿乳牙萌出的时间和出牙数个体差异很大。大多数婴儿在6～7个月时开始出牙；6～10个月，第一颗乳牙开始萌出；9～12个月，第二颗乳牙开始萌出；12～16个月，开始出现上下前牙（切牙）；16～20个月，开始出现上下侧切牙（磨牙）；20～30个月，开始出现上下第一大臼齿；25～33个月，开始出现第二大臼齿；24～36个月，开始萌出所有乳牙，共20颗。生长发育正常的婴儿不仅出牙有时间规律，而且有对称规律，并按一定的顺序萌出。一般是下牙先于上牙，由前向后，即下中切牙，上切牙，下侧切牙，上侧切牙，第一乳磨牙，尖牙，第二乳磨牙。左右同名牙大致同时萌出，下颌牙萌出早于上颌同名牙，但一般不应早于半年；女孩通常出牙时间略早于男孩。

（三）生殖系统

生殖系统发育分为胚胎期性分化和青春期生殖器官、第二性征及生殖功能生长两个过程。生殖系统发育的主要特征如下：①Y染色体短臂决定胚胎期性分化的基因性别。②从出生到青春期前生殖系统处于静止状态。③进入青春期后，伴随生长发育的第二个高峰，性器官迅速增长，出现第二性征。此期开始的年龄及第二性征出现的顺序女早于男，并存在较大的个体差异。

实训一　形态指标测量方法

测量前应进行准备。

1. 用物准备

磅秤或杠杆式体重计或电子体重计、卧式身长测量床、身高计、无伸缩性软尺（精确到0.1cm的刻度）、一次性治疗巾、记录本、世界卫生组织《儿童生长标准》（2006年版）（见附件1）。

2. 婴幼儿及照护者准备

与评估者沟通，了解体格生长测评的目的、项目，并积极配合。于婴幼儿晨起空腹排空大小便后测量体重。

3. 测量者准备

仪表端庄，衣帽整洁，态度和蔼，双手干净。

4. 环境准备

室内安静整洁，光线充足，温湿度适宜。

测查前要核对婴幼儿姓名、性别、年龄，评估婴幼儿一般情况、目前状况、配合程度等，了解最近一次的体格生长测量时间及结果。

一、身高测量

（一）测量工具

用于测量身长的量床（或类似量床的自制工具）、用于测量身高的身高计。

（二）身长的测量方法（3岁以下幼儿）

1. 将卧式身长测量床放置平稳，铺上一次性治疗巾。

2. 3岁以下婴幼儿取卧位。脱去鞋袜和外套，仅穿单裤。

3. 让婴幼儿仰卧于量床底板中线上。助手固定婴幼儿头部使其接触头板，婴幼儿脸朝上，两耳在一水平线上，测量者位于婴幼儿右侧，左手握住其双膝，使两腿并拢紧贴量床，右手移足板，使其接触两侧足跟。使用双侧有刻度的量床，注意两侧读数要一致。如果用无围板的量床或携带式量板，应注意足板底边与量尺要紧密接触，使足板与量尺垂直（见图2-4）。此时测量的水平位读数便是婴幼儿的身长。

4. 读出身长数，误差不超过0.1cm，必要时复测1次。

5. 抱起婴幼儿，帮助其整理衣物。

6. 整理用物，洗手。

7. 记录数据，以厘米为单位，有效数字取至小数点后1位。

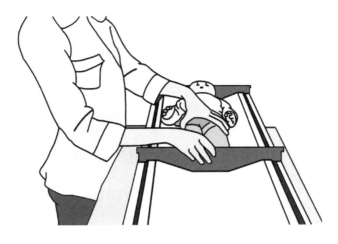

图 2-4　婴幼儿身长的测量

（三）身高的测量方法（3 岁以上幼儿）

1. 3 岁以上的幼儿与成人测量身高方式一致，一般用立式身高计测量。

2. 测量前脱去鞋、袜、帽。

3. 幼儿背靠身高计立柱，其中，幼儿的足跟、骶骨部以及肩胛间三点均需自然地靠在身高计上，整个身体处于自然站立状态。头自然挺直，双眼平视前方，胸部稍挺起，腹部稍微后收，双手自然下垂并贴在两侧大腿处，双脚呈立正姿势，脚跟靠拢，脚尖分开约60°。测量者手扶测量板使之轻轻向下移动，注意测量者的眼睛，要与测量板在一个水平面，板子的底部与颅顶恰好相接触时的读数即 3 岁以上婴幼儿的身高（见图 2-5）。

4. 读出身长数，误差不超过 0.1cm，必要时复测 1 次。

5. 扶幼儿下测量器，帮其整理衣物。

6. 整理用物，洗手。

7. 记录数据，以厘米为单位，有效数字取至小数点后 1 位。

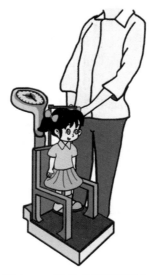

图 2-5　幼儿身高的测量

（四）注意事项

1. 实际测量身长时，要让婴幼儿尽量清楚测量者的意图，使其保持放松，而不是强迫其接受测量；测量的速度也是非常关键的，要在短时间内完成测量，以免引起婴幼儿不适或开始变换姿势；测量至少需要两个人来完成，一个人扶着婴幼儿的头部，贴在头部的立板上，另一个人让婴幼儿的腿尽量伸直，脚掌贴在立板上，完成测量。

2. 以厘米作为身长（身高）的计量单位，精确到小数点后 1 位。

3. 由于身高受重力影响，在一天中的测量值会略有差异，所以每次测量时应选择在一天中的同一时段进行。在测量前，受测者不应进行体育活动或体力劳动。

4. 量床、身高计都应放在平坦的地方进行测量。

二、体重测量

（一）测量工具

用于测量新生儿（或 1 岁以内小儿）体重的婴儿磅秤、用于测量其他年龄段体重的杠杆式体重计，或电子体重计。

（二）体重的测量方法

1. 将磅秤或电子秤放置平稳，校正使其基础数据为零，垫上一次性治疗巾。

2. 被测量者赤足，要脱去外衣、鞋、帽，尽量只穿单衣、单裤，或测后扣除衣裤重量。男童身着短裤，女童身着短裤、短袖衫，站在秤台中央。

3. 称重时，1 岁以下的婴儿取卧位，1 ～ 3 岁幼儿可蹲、坐于秤台中央上，3 岁以上儿童站立测量（见图 2-6、图 2-7、图 2-8）。

4. 使用电子秤称重时，待数据稳定后读数；使用磅秤进行测量时，放置的砝码应接近婴幼儿体重，并迅速调整游锤，使杠杆呈正中水平，将砝码及游锤所示读数相加，读数以千克（kg）为单位，精确至 0.01kg。测量 2 次，取平均数，误差不应超过 0.1kg。

5. 将婴儿抱起穿上衣服、兜上尿布；协助幼儿下秤、穿好衣服。

6. 整理用物，洗手。

7. 记录数据，以千克为单位，有效数字取至小数点后 2 位。

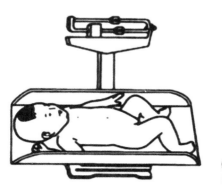 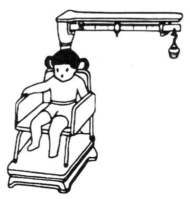 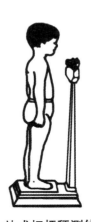

图 2-6　盘式杠杆秤测体重　　**图 2-7　坐式杠杆秤测体重**　**图 2-8　站式杠杆秤测体重**

（三）注意事项

1. 测量前应尽量排完大、小便，空腹接受测量。

2. 测量前不得进行体育活动或体力劳动。

3. 受测者上下体重计时动作要轻。

4. 测量时，小儿不要接触其他物品，家长也不可扶着小儿，以免影响测量精度。

三、坐高测量

坐高是指头顶到臀部接触底座平面的垂直高度，可表示躯干的生长情况。3 岁以下取仰卧位测量，称为顶臀长。3 岁以上幼儿取坐位测量，称为坐高。

（一）测量工具

量板床、坐高计。

（二）测量顶臀长

1. 将量板床放置平稳，铺上一次性治疗巾。

2. 婴幼儿脱去鞋袜和外套，仅穿单裤。

3. 让婴幼儿平卧于量板上，使之身体伸直、两腿并拢，用两手将小儿头顶固定于头板正中位置，紧贴头板。测量者左手将小儿两腿提起，使小腿与大腿呈直角与地面平行，右手将活动板贴住臀部，测得两板之间的距离即为顶臀长（图 2-9）；或身长测量完后，测量者将婴儿两腿举起并使活动板的内面紧靠臀部，小腿与大腿呈直角而与地面平行，大腿与活动板完全接触、靠拢，测得两板之间的距离即为顶臀长。

4. 读数，误差不超过 0.1cm，必要时复测 1 次。

5. 将婴儿抱起穿上衣服、兜上尿布；协助幼儿下量板床、穿好衣服。

6. 整理用物，洗手。

7. 记录数据，以厘米为单位，读数精确至小数点后 1 位。

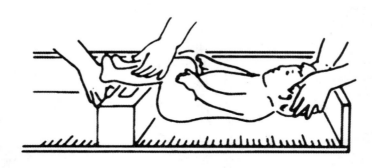

图 2-9　顶臀长测量

（三）测量坐高

1. 将坐高计放置平稳，铺上一次性治疗巾。

2. 婴幼儿脱去鞋袜和外套，仅穿单裤。

3. 被测儿童坐于坐高计的坐盘上，臀部、头、肩胛部接触垂直立柱，两腿靠拢，膝关节屈曲呈直角，两足平放于地上，足尖向前。测量者以手移动滑测板，使其轻压头顶（图 2-10）。

4. 读数，误差不超过 0.1cm，必要时复测 1 次。

5. 将婴儿抱起穿上衣服、兜上尿布；协助幼儿下量板床、穿好衣服。

6. 整理用物，洗手。

7. 记录数据，以厘米为单位，读数精确至小数点后 1 位。

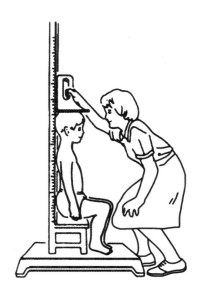

图 2-10　坐高测量

四、头围测量

头围是指经眉弓上方突出部，经枕后结节（枕部最高点）绕头一周的长度。头围的大小与脑和颅骨的发育有关，在 2 岁内测量时最有价值。

（一）测量工具

无伸缩性材料制成的卷尺。

（二）测量方法

1. 检查软尺刻度是否正确。软尺在使用数十次后要检查刻度是否因反复牵引或汗水浸湿而影响准确性。

2. 被测婴幼儿取坐位或仰卧位，儿童取坐位、立位或仰卧位，助手固定婴幼儿头部。如有小辫子，则将辫子散开，勿将辫子和头上的蝴蝶结压在软尺下，以免影响读数。

3. 测量者立于被测者的前方或右侧，用左手拇指将软尺零点固定于头部右侧齐眉弓上缘处，软尺从头部右侧经枕后结节（枕部最高点）及左侧眉弓上缘回至零点（图 2-11），软尺紧贴头皮，左右对称。

4. 读出头围数字，误差不超过 0.1cm，必要时复测 1 次。

5. 整理用物，洗手。

6. 记录数据，以厘米为单位，有效数字取至小数点后 1 位。

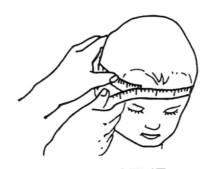

图 2-11　头围测量

五、胸围及腹围测量

（一）测量工具

软尺。

（二）测量方法

1. 检查软尺刻度是否正确。

2. 把一次性治疗巾铺在床上。

3. 脱去婴幼儿上半身衣物，将其轻放使其平卧于床上，注意保暖。

4. 助手固定婴幼儿使其不乱动，婴幼儿两手自然平放身体两侧。

5. 测量者立于婴幼儿右方，用一手拇指将软尺 0 点固定于婴幼儿一侧胸前乳头下缘，另一手将软尺紧贴皮肤，经婴幼儿背部两肩胛下角下缘回到 0 点。

6. 观察其呼气时和吸气时的胸围，取其平均值，读数误差不超过 0.1cm，必要时进行复测。

7. 测毕胸围，测量者将软尺移至婴幼儿腹部，以脐部为起点，软尺紧贴皮肤，绕腹 1 周。

8. 观察其呼气时和吸气时的腹围，取其平均值，读数误差不超过 0.1cm，必要时进行复测。

9. 帮助婴幼儿整理衣物，下床。

10. 整理用物，洗手。

11. 记录数据，以厘米为单位，有效数字取至小数点后 1 位。

六、上臂围测量

（一）测量工具

软尺。

（二）测量方法

1. 检查软尺刻度是否正确。
2. 为婴儿或协助幼儿脱下外套，只穿背心，裸露左手臂。
3. 协助婴儿成卧位，两手自然平放；幼儿取坐位，上臂自然下垂。
4. 取婴幼儿左上臂自肩峰至鹰嘴连线的中点为测量点。
5. 测量者以软尺自测量点起绕上臂 1 周，软尺轻轻贴紧皮肤，进行测量。
6. 读出上臂围数，误差不超过 0.1cm，必要时进行复测。
7. 整理用物，洗手。
8. 记录数据，以厘米为单位，有效数字取至小数点后 1 位。

实训二　生理功能指标测量方法

一、心率测量

（一）测量工具

有秒针的表、记录本、笔、手消毒液，必要时备听诊器。

（二）测量方法

1. 测量前评估
（1）婴幼儿年龄、意识状态等。
（2）婴幼儿的情绪状况、合作程度等。
（3）测量前 30 分钟有无剧烈运动、情绪波动等影响因素存在。

2. 操作步骤
（1）体位：协助婴幼儿取卧位或坐位，手臂自然置于身体两侧舒适位置。
（2）测量脉搏
1）正常脉搏的测量：托育从业者以食指、中指和无名指的指端按压在桡动脉处，测 30 秒，将所得数值乘 2，即为脉率。
2）绌脉的测量：对脉搏短绌幼儿，应由两名托育从业者同时测量，一人听心率，一人测量脉率。由听心率者发出"始""停"口令，计时 1 分钟。
（3）记录：正常脉搏记录方式为：次 / 分。绌脉记录方式为：心率 / 脉率，次 / 分。

二、体温测量

（一）测量工具

1. 水银体温计（或电子体温计）、容器 2 个（一个内备已消毒的体温计，另一个盛放测温后的体温计）含消毒液纱布、带有秒针的表、笔、记录本、手消毒液。

2.若测肛温，另备润滑油、棉签、卫生纸。

（二）测量方法

1. 测量前评估

（1）婴幼儿年龄、意识状态等。

（2）婴幼儿的情绪状况、合作程度等。

（3）测温部位皮肤黏膜状况。

（4）测温前30分钟左右有无运动、进食或冷热饮、冷热敷、沐浴、灌肠、足浴等影响因素存在。

2. 操作步骤

（1）腋温测量法：托育从业者将腋表水银端放于婴幼儿腋窝深处，体温计需较长时间才能使腋下的温度接近机体内部温度。婴幼儿需紧贴皮肤，屈臂过胸，夹紧，测量10分钟。

（2）肛温测量法

1）婴幼儿取侧卧、俯卧或屈膝仰卧位，暴露臀部，润滑，便于测量肛表水银端，托育从业者一手分开臀部，另一手将肛表旋转缓慢插入肛门3～4cm（幼儿2.5cm，婴儿1.25cm）并固定，测量3分钟。

2）婴幼儿可取仰卧位，托育从业者一手握住婴幼儿双踝，提起双腿，另一手将已润滑的肛表插入肛门（婴儿1.25cm，幼儿2.5cm），握住肛表，并用手掌根部和手指将双臀轻轻捏拢并固定。测量肛温完毕，需用卫生纸擦净幼儿肛门处。

（3）额温测量法

1）准备测量区域：将额头上的头发梳理到一边，使额头露出。

2）清洁额头：使用清洁湿布或纸巾轻轻擦拭额头，以去除汗水或其他影响测量准确性的物质。

3）打开电子体温计：按下电子体温计上的开关按钮，等待数秒钟，直到屏幕上显示出温度读数。

4）测量体温：将电子体温计额温探头与额头皮肤的接触面紧密贴合，然后慢慢滑动探头，直到它覆盖额头的大部分区域。

5）等待测量结果：保持电子体温计在额头上的位置，等待几秒钟，直到屏幕上显示出准确的温度读数。

6）关闭电子体温计：按下电子体温计上的关闭按钮，以关闭电子体温计。

7）清洁电子体温计：在使用完毕后，用酒精棉球或清洁湿布擦拭电子体温计的探头部分，以保持卫生。

（4）取表：取出体温计，用消毒纱布擦拭，体温若与病情不符应重新测量，体温异常应及时就医。

（5）读数记录：将读数记录在记录本上。

（6）整理：协助婴幼儿穿衣、裤。

（7）消毒：将体温计消毒。

（三）注意事项

1. 测量前清点体温计数量，检查体温计有无破损、水银柱是否在 35.0℃以下。

2. 婴幼儿不宜采用口温测量法，腋下出汗较多、肩关节受伤或因消瘦夹不紧体温计者不宜使用腋温测量法。

3. 为婴幼儿测温时，应设专人守护在旁。

4. 如婴幼儿不慎咬破体温计，应立即清除玻璃碎屑以免损伤唇、舌、口腔、食管，同时口服蛋清或牛奶保护消化道黏膜以延缓汞的吸收。如病情允许，可食用纤维丰富的食物促进汞的排泄。

5. 向婴幼儿及家属解释体温监测的重要性，使其学会正确测量体温的方法，并指导其对体温进行动态观察。

6. 甩体温计时用腕部力量，不能触及他物，以防撞碎。

三、血压测量

（一）测量工具

血压计、听诊器、笔、记录本。

（二）测量方法

1. 测量前评估

（1）婴幼儿年龄、意识状态、合作程度等。

（2）被测肢体功能及测量部位皮肤情况。

（3）测量前 30 分钟有无运动、情绪波动等影响因素存在。

2. 操作步骤

（1）肱动脉测量血压

1）体位：婴幼儿取坐位或仰卧位，被测肢体（肱动脉）与心脏呈同一水平：坐位时平第 4 肋；卧位时平腋中线。

2）暴露测量部位：卷袖露臂，掌心向上，肘部伸直。

3）开启血压计：放妥血压计，开启水银槽开关。

4）缠袖带：驱尽袖带内空气，平整缠于上臂中部，下缘距肘窝 2～3cm，松紧度以能插入 1～2 指为宜。

5）充气：触摸肱动脉搏动，戴听诊器，将听诊器胸件置于肱动脉搏动最明显处，一手固定听诊器胸件，另一手关闭气门，握加压气球充气，至肱动脉搏动音消失后再升高 20～30mmHg。

6）放气：以水银柱下降每秒 2mmHg 的恒定速度放气为宜，注意动脉搏动音变化时水银柱所指刻度。

7）判断血压值：听诊器出现第一声搏动音时，水银柱所指的刻度即为收缩压；当搏动音突然变弱或消失，水银柱所指的刻度即为舒张压。

（2）腘动脉测量血压

1）体位：婴幼儿取仰卧、俯卧、侧卧位，使腘动脉与心脏保持在同一水平。

2）暴露测量部位：协助婴幼儿卷裤或脱去一侧裤子，露出大腿部。

3）开启血压计：放妥血压计，开启水银槽开关。

4）缠袖带：驱尽袖带内空气，平整缠于大腿下部，下缘距腘窝 3 ～ 5cm，听诊器置腘动脉搏动最明显处。其余操作同肱动脉测量法。

（3）整理：排尽袖带内余气，整理后放入盒内；血压计盒盖右倾 45°，使水银全部流回槽内，关闭水银槽开关，盖上盒盖；协助幼儿穿衣、裤，取舒适体位。

（4）洗手、记录：记录方式为收缩压 / 舒张压 mmHg，如 118/70mmHg。

（三）注意事项

1. 血压计应定期检查。测量前应检查橡胶管和加压气球是否漏气；玻璃管有无破裂，其上端是否与大气相通；水银是否足够，水银柱是否保持在 "0" 点处；血压计袖带宽窄是否适合；听诊器是否完好等。

2. 需长期监测血压的婴幼儿，为保证血压的准确性和可比性，应做到 "四定"：定体位、定部位、定时间、定血压计。

3. 按《中国高血压防治指南》对测量血压的要求，应相隔 1 ～ 2 分钟重复测量，取 2 次读数的平均值记录；如果收缩压或舒张压的 2 次读数相差 5mmHg 以上，应再次测量，取 3 次读数的平均值记录。

4. 如发现血压听不清或异常时，应重新测量。重测时，先将袖带内气体驱尽，使水银柱降至 "0" 点，稍待片刻再进行第 2 次测量。

5. 使用水银血压计测量血压读取数值时，末位数值只能为 0、2、4、6、8，不能出现 1、3、5、7、9 等数字。

四、呼吸测量

（一）测量工具

治疗盘内备带有秒针的表、记录本、笔、手消毒液，必要时备棉签。

（二）测量方法

1. 测量前评估

（1）婴幼儿年龄、病情、治疗情况、意识状态等。

（2）婴幼儿的情绪状况、合作程度等。

（3）测量前 30 分钟有无剧烈运动、情绪波动等影响因素存在。

2. 操作步骤

（1）体位：协助婴幼儿取卧位或坐位，手臂自然置于身体两侧舒适位置。

（2）测量呼吸

1）托育从业者将手放在婴幼儿的诊脉部似诊脉状，眼睛观察婴幼儿胸部或腹部的起伏，一般观察腹部（婴幼儿多以腹式呼吸为主）。

2）观察呼吸，婴幼儿胸部或腹部一起一伏为 1 次呼吸；同时观察呼吸的深度、节律、音响形态及有无呼吸困难。

3）计数，正常呼吸测 30 秒，乘以 2，即为呼吸的频率。

（3）整理：协助婴幼儿取舒适卧位，整理床单位。

（4）记录：洗手后记录呼吸数值，单位为次 / 分。

思考与练习

一、单项选择题

1. 1 周岁的婴幼儿身高为（   ）cm。

　　A. 75　　　　　B. 80　　　　C. 70　　　　　D. 85

2. 婴幼儿口腔平均温度为（   ）℃。

　　A. 37.5　　　　B. 37　　　　C. 38　　　　　D. 37.3

3. 新生儿的心率为（   ）次 / 分。

　　A. 150　　　　B. 145　　　　　C. 140　　　　D. 135

二、简答题

婴幼儿常见的测量体温的方式有哪些？

三、案例题

小明，男婴，10 个月。这次体检测得：身高 75cm，体重 9.2kg，头围 46cm。请根据测量结果，分析小明的体格生长发育情况。

1. 生长发育监测的主要目的是什么？监测中需要注意什么？

2. 分析生理功能指标在判断婴幼儿健康状况中的作用。

3. 生长发育监测对于早期发现问题有什么好处？如果早期发现问题但未处理，会有什么样的影响？

参考答案

一、单项选择题

1.A　2.B　3.C

二、简答题

1.肛温、腋温、额温、口腔温度。

三、案例题

1. 生长发育监测的主要目的是评估个体的生长和发育状况，以便及早发现和干预潜在的生长发育问题，以促进儿童的健康成长。

在生长发育监测中需要注意进行监测的时机、选择合适的指标、监测工具和方法、比较和解释数据、长期跟踪、综合分析。

2. 体温的异常可以提示机体是否存在发热或低体温等问题，如感染、炎症或其他疾病。

心率的异常可以提示心脏功能是否正常，如心动过缓或心动过速等。

呼吸率的异常可以提示呼吸系统是否正常，如呼吸过快或呼吸困难等。

监测血压可以早期发现心血管问题、评估高危因素、发现器官功能异常以及其他潜在的健康问题。

3. 生长发育监测对于早期发现问题具有以下几个好处：①提早识别问题：通过定期的生长发育监测，可以及早发现婴幼儿生长发育的异常情况，有助于及时进行干预和治疗，避免问题进一步恶化。②促进干预措施：早期发现问题可以帮助制定适当的干预措施，包括医疗治疗、营养调整、康复训练等，以促进婴幼儿的发育和健康。③降低长期影响：通过早期发现和及时处理问题，可以减少或避免一些儿童发育异常可能带来的长期影响，提高他们的生活质量和发展潜力。

如果早期发现问题但未处理，可能会导致以下影响：①生长迟缓：婴幼儿可能会继续出现生长迟缓，身高、体重等指标无法达到正常水平。②发育延迟：未处理的发育问题可能导致婴幼儿在运动、语言、认知等各个方面的发育延迟，影响其日常生活和学习能力。③行为问题：未处理的发育异常可能引发婴幼儿的行为问题，如情绪不稳定、注意力不集中、自卑等。（言之有理即可）

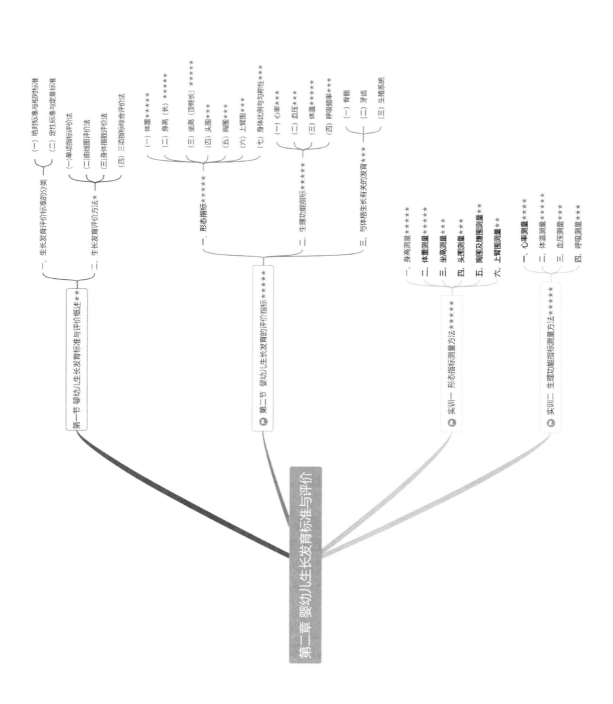

第二章 婴幼儿生长发育标准与评价

第一节 婴幼儿生长发育标准与评价概述 ★★

一、生长发育评价标准的分类
  （一）绝对标准与相对标准
  （二）定性标准与定量标准

二、生长发育评价的方法 ★
  （一）曲线图评价法
  （二）单项指标评价法
  （三）身体指数评价法
  （四）三项指标综合评价法

第二节 婴幼儿生长发育的评价指标 ★★★★

一、形态指标 ★★★★
  （一）体重 ★★★★
  （二）身高（长）★★★★★
  （三）坐高（顶臀长）★★★★★
  （四）头围 ★★★
  （五）胸围 ★★★
  （六）上臂围 ★★★
  （七）身体比例与匀称性

二、生理功能指标 ★★★★
  （一）心率 ★★★★
  （二）血压 ★★★
  （三）体温 ★★★
  （四）呼吸频率 ★★★

三、与体格生长有关的发育 ★★★
  （一）骨骼
  （二）牙齿
  （三）生殖系统

实训一 形态指标测量方法 ★★★
  一、身高测量 ★★★★
  二、体重测量 ★★★★
  三、坐高测量 ★★★
  四、头围测量 ★★★
  五、胸围及腹围测量 ★★
  六、上臂围测量 ★★

实训二 生理功能指标测量方法 ★★★★
  一、心率测量 ★★★★
  二、体温测量 ★★★★★
  三、血压测量 ★★★★
  四、呼吸测量 ★★★

第三章　发育商与发育行为

【学习目标】

1. 知识目标

（1）掌握婴幼儿发育商的基本分类。

（2）熟悉大脑与行为之间的联系。

2. 能力目标

能够正确识别婴幼儿发育商分类，能够从大脑与行为角度解释发育行为。

3. 素质目标

尊重和理解婴幼儿的个人差异。

案例导入

圆圆，女，1岁3个月。可以与人交流，叫名字有反应，会听指令；可以准确地把东西给人，会过肩扔球；可将玩具投放圆形盒子里，积木搭高2～3块，可双手配合玩玩具，但协调不佳，不能画线条，用勺不稳；可以独立行走，运动姿势尚可。

上述关于圆圆的描述，都涉及哪些领域？

第一节　发育商的概述

发育商（development quotient，DQ）是用来衡量婴幼儿心智发展水平的核心指标之一，从五大能区对婴幼儿进行测评，测查婴幼儿发育行为状况，评估其发育程度。根据测定结果可以进行科学、有效、适合的发展引导，制定有针对性的训练方案，以促进孩子大运动、精细动作、语言、社会行为、适应能力的早期发育，让婴幼儿的成长发育情况触得及、看得见。婴幼儿的智力年龄（mental age，MA），又称智龄或心理年龄，是反映儿童智力水平高低的指标。发育商的计算公式为：发育商＝$\dfrac{智龄}{实际年龄}$×100，数值越高表示发育商越高。

20世纪80年代初，首都儿科研究所牵头中国科学院心理研究所自主研发的《0～6岁儿童神经心理检查量表》是发育商研究的前身和发展基础。经过40多年的发展，该量表已经积累了数百万中国宝宝的身心发展数据。2017年10月12日，我国卫生和计划生育委员会发布了《0岁～6岁儿童发育行为评估量表》，此量表于2018年4月1日正式开始实施，是一套科学衡量婴幼儿心智发展水平的测评工具，虽然这是一个面向专业人士的评估量表，但量表非常详细地描述了每个月龄段孩子所需具备的发育行为，是一个易懂且权威的参考。本量表共包含 261 个指标，覆盖大运动、精细动作、适应能力、语言和社会行为 5 个领域的内容。通过量表，将孩子的能力数据化，可以更加直观地了解孩子的发育水平，根据婴幼儿的各类生长发育评估特质、应用指征及时了解婴幼儿在同龄人中处于何种水平、发育是否正常。本量表适用于 0 ～ 6 岁（未满 7 周岁）儿童发育行为水平的评估，通过量表可以计算出不同月龄阶段孩子的发育商，可以更精准地了解孩子的发育情况，用于指导和解决 0 ～ 6 岁孩子的发育、养育、教育等问题。

第二节　发育商的基本分类

一、大运动

大运动主要指头颈部、躯干和四肢幅度较大的动作，比如抬头、翻身、坐、站、走、跳、独脚站、上下楼梯、四肢活动和姿势反应、躯体平衡等各种运动能力。婴幼儿动作的发展与大脑的发育密切关系。早期动作的发展在某种程度上标志着大脑发育的水平，同时动作的发展可以促进整个大脑的发育。

二、精细动作

精细动作主要是指手的动作以及随之而来的手眼协调配合能力，比如抓握、摇动、捏弄、拇食指对捏、握笔乱画、搭积木、穿扣眼、模仿画竖道、折纸、用筷子、画人像等。这些动作为书写、绘画和劳作的技巧和技能的发展奠定了基础。精细动作的发展和婴幼儿神经、大脑发育也是密切相关的。从某个角度说，大运动和精细动作的发展有特殊的意义，因为行为成熟的程序是从大运动和精细动作的逐步成熟开始的。

三、语言

语言能区是指理解语言和语言的表达能力。语言是人类特有的活动。比如，孩子彼此之间交谈，听音乐、听歌曲、读故事、听歌谣、写字、画图画等，这些听、说、读、写都是不同形式的语言活动，语言对婴幼儿的大脑发育有着十分重要的作用。语言是婴幼儿的认知能力与现实的语言环境和非语言环境相互作用的结果，是婴幼儿与外界交流、促进智力发育的重要工具，在帮助婴幼儿建立概念、指导思维、控制行为、帮助记忆、调节情绪等方面发挥着极其广泛的作用。

四、社会行为

社会行为是指孩子与周围人们的交往能力和生活自理能力。其行为模式也是由内在成长因素所决定的，有一定的发展程序。比如，孩子大小便的控制是适应外界要求形成的，但是最终能否控制，还是取决于神经功能的成熟程度。

五、适应能力

适应能力主要指婴幼儿对周围自然环境和社会环境需要作出反应和适应的能力，如对物体和环境的精细感觉、解决实际问题运用动作器官的能力、对外界不同情景建立新的调节能力等。可见，适应能力是在视觉、听觉、大运动和精细动作发展的基础上形成的综合判断能力，通过它可直接观察出婴幼儿的智慧，比如听声音有反应和找到声源，玩具失落后会找，积木从一只手换到另一只手，伸手拿远处的玩具，有意识地摇铃，积木对敲，从杯子中取出物或寻找盒内东西，盖瓶子盖，积木搭高和搭桥，能一页一页地翻书，知道主要的颜色和简单的数目，能理解各种简单的几何图形，用拼板拼出圆形、方形、椭圆形和长方形，能指点出画的物体少画了什么等。

第三节　大脑与行为

大脑与婴幼儿发育行为之间的密切联系是理解发育商测评重要性的关键。行为通过记忆、情绪、社会行为等来体现，这些都涵盖于五大能区（大运动、精细动作、适应能力、语言和社会行为）之中，都在婴幼儿成长的每一个阶段发挥着至关重要的作用。本节内容帮我们理解为什么发育商测评可以作为婴幼儿的行为评价标准，为什么婴幼儿五大能区的表现是大脑及体格发育的体现。

知识回顾

大脑神经网络发育理论

神经元生成：在胚胎期间，神经元（神经细胞）开始生成。这个过程涉及神经干细胞的分化和迁移形成最终的神经元结构。

突触形成：神经元之间的连接是通过突触来完成的。突触是神经元之间信息传递的地方（见图3-1），它们在大脑中形成并强化，从而建立神经网络。

经验依赖性塑造：大脑的发育在很大程度上依赖环境刺激和经验。神经元和突触的形成会受到感觉输入和体验的影响，这种塑造过程在儿童和青少年时期尤为显著。

关键期：在发育过程中存在一些特定的时间窗口称为关键期。此期大脑对于某些类型的刺激更为敏感。在这个时期，相关的神经回路和功能可能更容易发展和巩固。

突触修剪：大脑神经网络在发育过程中会经历过量生成连接的阶段，然后通过突触修剪的过程来精简和优化连接（见图3-2）。这有助于提高神经网络的效率和适应性。

前额皮质发展：前额皮质是与高级认知功能和决策制定相关的大脑区域，它在发育中发挥着重要作用。其发展可能会持续到青春期后期。

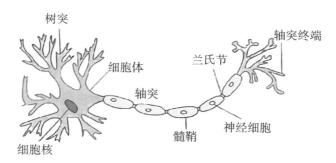

图 3-1 突触

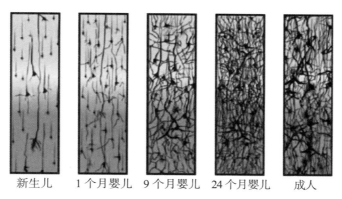

新生儿　　1 个月婴儿　　9 个月婴儿　　24 个月婴儿　　成人

图 3-2 突触修剪

一、大脑发展的关键阶段

1. 婴幼儿大脑发展

（1）出生前：大脑的基本结构在胎儿期形成。这一时期，神经元以惊人的速度增长和迁移，为后续的大脑发展奠定基础。

（2）出生后的第 1 年：这是大脑发展最快的时期之一，神经元间的连接（突触）迅速增加，尤其是在感官和运动区域。这些连接的形成对于婴儿开始探索和理解世界至关重要。

（3）早期语言和社交技能：大约在生后的前 3 年，与语言和社会交往相关的大脑区域经历快速发展。这一阶段的经历对于语言习得和社会技能的发展极为重要。

2. 儿童与青少年大脑发展

（1）精细运动技能和逻辑思维：随着儿童年龄的增长，大脑的发展重点转向控制精细运动技能和逻辑思维的区域，如前额叶。这支持了更复杂的思考过程和问题解决能力的发展。

（2）情绪和冲动控制：青春期是另一个大脑快速变化的时期，特别是在处理情绪和冲动控制方面。这一时期，大脑的前额叶区域继续发展，但是情绪反应区域（如杏仁体）发展更快，这可能解释了青少年期的情绪波动和冲动行为。

3. 成年与老年大脑发展

（1）成熟和稳定：成年后，大脑发展进入一个相对稳定的阶段，突触修剪过程使得神经网络更加高效。成年人的大脑更擅长处理复杂的信息和执行多任务。

（2）衰老和适应：随着年龄的增长，大脑可能会经历结构和功能的变化，如神经元数量的减少和神经传导速度的下降。然而，大脑展现出一定程度的可塑性，通过持续的学习和认知活动，老年人可以维持甚至提高某些认知能力。

大脑发展的每个阶段都对个体的行为、学习能力和情绪调节有重大影响。

二、学习、记忆行为与大脑活动

1. 大脑的主要部分及其功能

（1）前额叶：负责决策、规划、解决问题和抑制不恰当的行为。前额叶的发展对婴幼儿的自我调节能力至关重要，即使婴幼儿时期，大脑的前额叶也在工作。

（2）杏仁体：处理情绪信息，尤其是与恐惧和愉悦相关的情绪。它在情绪调节和社交行为中起着关键作用。

（3）海马体：在记忆形成和空间导航中扮演核心角色。海马体能够编码和检索长期记忆（见图3-3）。

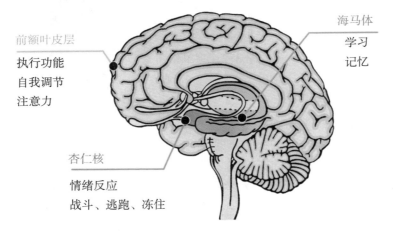

图 3-3　大脑的主要部分及其功能

2. 神经系统的组成与学习过程

（1）神经元与突触：神经元是大脑的基本工作单位，它们通过突触相互连接。学习发生时，突触之间的连接会加强，这一过程称为突触可塑性。

（2）神经递质与信息传递：神经递质在神经元之间传递信号，影响情绪、思考和行为。例如，多巴胺与奖励和动机相关，支持学习过程。

（3）神经可塑性：指的是神经根据经验重组其结构和功能的能力。这一特性使得神经能够在受伤后恢复功能，或在学习新技能时调整其网络。

3. 记忆的类型与机制

（1）短期记忆：短期记忆负责暂时存储信息，通过改变突触的连接来解码刚刚获得的感知体验。前额叶在工作记忆中发挥重要作用。

（2）长期记忆：通过重复练习获得，巩固刚刚在突触上产生的变化，让它从短期的变成永久的，在海马体内保存下来。长期记忆的形成涉及海马体和大脑皮质的其他区域。长期记忆的产生离不开长时程增强。

（3）长时程增强（long-term potentiation，LTP）：长时程增强是指在重复刺激下，神经元之间的突触连接变得更加强大的现象，这被认为是学习和记忆形成的分子和细胞基础，也是影响突触效能的核心机制。LTP发生时，接收信号的神经元对传入信号的敏感性增加，这通常通过增加突触后膜上受体的数量或敏感性来实现。增多的受体会使得神经细胞的树突显得更加粗大，可以在显微镜下观察到。

因此，托育从业者可以利用长时程增强效应促进婴幼儿各项技能的发展。为孩子们提供短暂有间隔的重复刺激，相关的神经元突触将会越来越多，神经网络将越来越庞大，可以有效增强他们的记忆，习得新知识和技能也会越来越容易（见图3-4）。

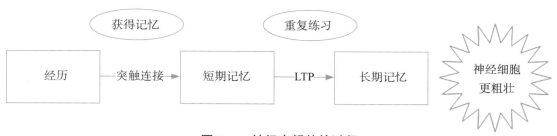

图3-4 神经变粗壮的过程

4. 学习模式与大脑活动

（1）条件反射：是一种学习类型，是指其中一个原本中性的刺激通过与一个能自然引发特定反应的刺激配对，最终也能引发那个反应。这一过程涉及大脑的多个区域，包括杏仁体（情绪学习）和小脑（运动反应学习）。比如，如果每次听到铃声你都会去吃饭，那么经过一段时间后，仅仅听到铃声你就会感到饿。这就是大脑在无意识中建立起来的一种联系。

（2）观察学习：或称模仿学习，是通过观察他人的行为及其后果来学习的过程。这一过程主要涉及镜像神经系统，该系统在大脑的前额叶和顶叶皮层中发现。镜像神经元使个体能够理解他人的行为并模仿它，是社会学习的关键。例如，小孩子通过模仿大人的行为来学会走路或说话。大脑里有一种特殊的"模仿专家"细胞，帮助我们理解并复制他人的动作。

（3）实验学习：是通过直接与环境互动来获得知识的过程，这涉及假设测试和调整行为以达到目标。这种学习方式主要涉及前额叶，特别是在规划和决策制定中的作用，前额叶也参与调节动机和奖励期望。比如，玩一个新游戏时，你可能会尝试不同的策略，直到找到赢得比赛的方法。这个过程涉及大脑的规划和决策部分，帮助你评估不同选项的效果。

三、情绪、社会行为与大脑活动

情绪和社会行为是人类经验的核心组成部分，它们深受大脑结构和功能的影响，接下来探讨情绪和社会行为如何在大脑中加工以及这些过程如何影响婴幼儿的发展和学习。

1. 情绪与大脑

（1）情绪加工的大脑区域：情绪反应主要涉及杏仁体、前额叶和下丘脑等区域。杏仁体在识别情绪刺激（如恐惧）中发挥关键作用，而前额叶参与情绪调节和决策。

（2）神经递质与情绪：多巴胺、血清素和去甲肾上腺素等神经递质在情绪调节中扮演重要角色。它们的不平衡可能导致情绪和行为问题，如抑郁（见图 3-5）。

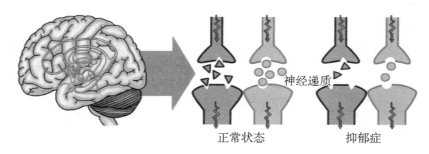

图 3-5 神经递质与情绪

2. 社会行为与大脑

（1）社会认知：社会认知涉及理解他人的想法、情感和意图。这一过程主要由大脑的镜像神经系统和颞顶交叉区域支持。这些区域帮助我们解读社交互动中的非言语线索。

（2）同理心和道德推理：大脑的前扣带皮层和前额叶参与同理心和道德推理的过程。这些能力对于建立健康的人际关系至关重要。

3. 情绪调节、自我意识与大脑

（1）情绪调节策略：情绪调节涉及多个大脑区域，包括前额叶和杏仁体。有效的情绪调节策略，如重评和注意转移，依赖于这些区域的协调工作。

（2）自我意识的发展：自我意识的发展与大脑的前额叶和颞叶有关。这些区域的成熟有助于婴幼儿发展自我认识，理解自己与他人的区别。

四、早期经验对大脑发展的影响

1. 早期刺激与大脑可塑性

（1）早期感官和认知刺激：早期的感官刺激（如触觉、视觉和听觉）和认知刺激（如语言交流和探索环境）对大脑神经网络的形成至关重要。这些经验促进了神经元之间的连接增加，加强了大脑的可塑性。

（2）早期引导：高质量的早期引导环境可以提供丰富的学习机会，促进语言、社交和认知技能的发展，对大脑结构产生长期影响。

2. 语言发展与大脑发育

（1）早期语言暴露：早期与婴幼儿的语言交流对其语言发展至关重要。大量的语言暴露促进了与语言处理相关大脑区域的成熟，如布洛卡区和韦尼克区。

（2）早期双语学习：双语或多语环境下长大的婴幼儿显示出在执行控制和注意任务上的优势，这反映了大脑适应性的一个方面。

3. 家庭环境与大脑发育

积极的亲子互动，包括共读、游戏和日常对话，对大脑发展具有显著影响。这些互动促进了情感连接和社会认知能力的发展。家庭环境的稳定性、情感支持和刺激水平对婴幼儿的大脑发展产生深远影响。

4. 早期干预与大脑发育

处于风险环境中的婴幼儿（如贫困、忽视或虐待）可能会经历大脑发展的不利改变。针对这些婴幼儿的早期干预可以缓解负面影响，促进积极的大脑和行为发展。有效的早期干预，如高质量的托育服务和早期干预项目，已被证明能够提高认知和语言能力、情绪调节和社会技能。

早期经验在塑造大脑发展和后续的认知、情感和社会行为方面起着至关重要的作用。通过提供丰富的学习和情感支持环境，托育从业者可以帮助婴幼儿实现其发展潜力，为他们的未来学习和生活成功奠定坚实的基础。

五、神经发育障碍与行为问题

神经发育障碍影响婴幼儿的大脑发展和行为表现，可能会对他们的学习能力、社交技能和情绪调节产生长期影响。

神经发育障碍导致的问题，如注意力缺陷多动障碍与大脑的前额叶功能减弱和神经递质不平衡有关。自闭症谱系障碍与大脑多个区域的异常活动相关，特别是那些涉及社会信息处理的区域。情绪调节障碍与杏仁体、前额叶和其他情绪调节区域的功能异常有关。反社会行为与大脑的社会认知区域（如前扣带皮层）和情绪调节区域的发育不充分相关。

六、发育商测评中的五大能区行为与大脑活动

发育商测评通过评估婴幼儿在大运动、精细动作、语言、适应能力、社会行为五大能区的表现可以反映婴幼儿大脑发展的多方面能力（见图3-6）。

1. 大运动与大脑

大运动涉及婴幼儿使用大肌群的能力，如走路、跑、跳。这些能力与大脑的运动皮层和小脑的协调功能有关。

2. 精细动作与大脑

精细动作关注婴幼儿使用小肌群的能力，如握笔、剪刀使用、拼图。精细运动与大脑的运动皮层和感觉处理区域密切相关。

3. 语言能力与大脑

语言能力包括理解语言（听力理解）和表达语言（口语表达）的能力。语言能力涉及

大脑的语言区域，如布洛卡区和韦尼克区。

4. 适应能力与大脑

适应能力涉及婴幼儿解决新问题、适应新环境的能力。适应能力与大脑的前额叶功能，特别是决策和问题解决能力有关。

5. 社会行为与大脑

社会行为评估婴幼儿与同伴和成人的互动能力，包括共享、合作和遵守规则。社会行为与大脑的情感和社会认知网络有关，如前扣带皮层和杏仁体。

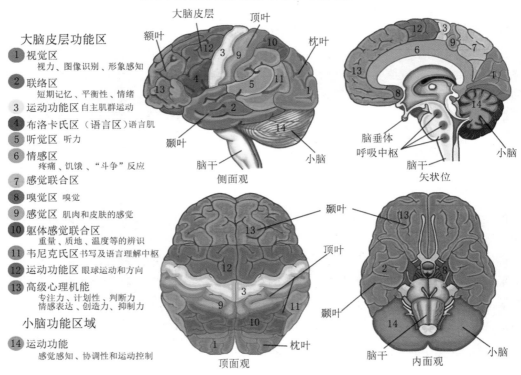

图 3-6　大脑功能区

思考与练习

一、单项选择题

1. 发育商的计算公式为（　　　）。

A. 发育商 ＝ $\dfrac{智龄}{实际年龄} \times 100$

B. 发育商 ＝ 智龄 × 实际年龄 ×100

C. 发育商 ＝ 实际年龄 ×100

D. 发育商＝智龄 ×100

2.《0 岁～6 岁儿童发育行为评估量表》包括（　　）个指标

A. 200　　　　　　　　B. 260　　　　　　　　C. 261　　　　　　　　D. 251

二、简答题

发育商的基本分类有哪些？

三、案例题

涵涵今年 2 岁了，能穿过扣眼后拉线，会说两句以上的儿歌，能说出常见物品的用途，请问：

1. 对涵涵的描述涉及哪些领域？还有其他哪些领域没有提及？

2. 请试着用大脑与行为理论解释上述行为。

参考答案

一、单项选择题

1.A　2.C

二、简答题

大运动、精细动作、语言能力、适应能力、社会行为。

三、案例题

1. 涉及了精细动作和语言能力；没有涉及大运动、适应能力、社会行为。

2. 略。

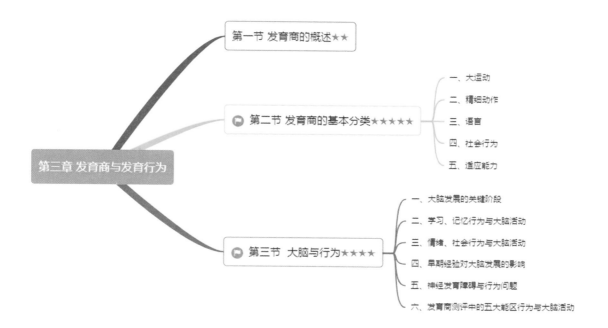

第四章　发育商测评概述

案例导入

明明 13 个月，还不会爬，不能独自站立和行走；能听从简单语言指令，能用眼神及肢体语言与人交流，但主动语言较少，词汇量不足 10 个，不会说句子，不会回答简单问题。

请判断明明此时的发育情况如何？

第一节　发育商测评的意义

一、发育异常的早发现、早干预

通过发育标准与评价的学习和研究可以掌握人体发育规律，知晓婴幼儿的发育行为水平及过程。同时，通过科学的测评方法，对于婴幼儿可以早期进行引导，促进发育；对于各类生长发育异常者可以早发现、早干预，促进其发育行为达到正常水平。

二、促进婴幼儿早期全面健康发展

《3 岁以下婴幼儿健康养育照护指南（试行）》提出儿童早期是生命全周期中人力资本投入产出比最高的时期，儿童早期的发展不仅决定了个体的健康状况与发展，也深刻影响着国家人力资源和社会经济的发展。通过系统了解和探索生命不同阶段的发育行为特征及规律，遵循婴幼儿生长发育规律和特点，尊重个体特点和差异，探索影响婴幼儿发育的内在与外在因素，采取科学的监测与评定方法，对婴幼儿早期发育商进行测评，采取措施早期引导促进早期发展，促进正常发育，提高婴幼儿健康水平，可以节省国家人力、财力资源，产生社会效益。

三、有助于加强科学养育照护和健康管理指导

科学的养育照护和健康管理是促进婴幼儿健康成长的重要保障。掌握养育照护和健康管理的各种技能和方法，指导家庭养育人掌握科学育儿理念和知识，辨识婴幼儿常见健康问题，可以提高婴幼儿健康养育照护能力和水平，为婴幼儿提供科学的养育照护。

四、促进托育机构及托育行业发展

通过发育商测评，托育机构可以及时发现和解决婴幼儿发育行为存在的问题，提高托育质量和水平，帮助托育机构持续改进和创新。通过推广和普及发育商测评，可以提高整个托育行业的质量标准和服务水平，促进托育行业的健康发展。

第二节　发育商测评的规律和标准

一、发育商测评程序及结果

1. 测查工具

（1）评估量表：《0岁～6岁儿童发育行为评估量表》。

（2）辅助工具：主试者使用与测查量表配套的标准化测查工具箱，以及诊查床、围栏床、小桌、小椅、楼梯等测查工具。

2. 测查程序

（1）计算实际月龄

1）首先根据被试者的测查日期和出生日期计算出被试者是几岁几月几日，再把岁和日换算为月，以月龄为单位，月龄保留一位小数。

2）日换算成月为30天＝1.0个月，岁换算成月为1岁＝12.0个月。

（2）标记主测月龄：与实际月龄最接近的月龄段为主测月龄，在主测月龄前用△标记，主测月龄介于量表2个月龄段之间的，视较小月龄为主测月龄。早产儿也按照实际月龄进行标记，无需矫正月龄。

（3）测查启动与结束

1）主测月龄为启动月龄，先测查主测月龄的项目，无论主测月龄某一能区的项目是否通过，需分别向前和向后再测查2个月龄，共5个月龄的项目。

2）向前测查该能区连续2个月龄的项目均通过，则该能区的向前测查结束；若该能区向前连续2个月龄的项目有任何一项未通过，需继续往前测查，直到该能区向前的连续2个月龄的项目均通过为止。

3）从主测月龄向后测连续 2 个月龄的项目，若向后测查的该能区连续 2 个月龄的项目均不能通过，则该能区的向后测查结束；若该能区向后连续 2 个月龄的项目有任何一项通过，需继续往后测查，直到该能区向后的连续 2 个月龄的项目均不通过为止。

4）所有能区均应按照第四章第三节的要求进行测查。

（4）记录方式

测查通过的项目用○表示；不通过的项目用 × 表示。

3. 结果计算

（1）各能区计分

1）1～12 月龄：每个能区 1.0 分。若只有 1 个测查项目，则该测查项目为 1.0 分；若有 2 个测查项目则各为 0.5 分。

2）15～36 月龄：每个能区 3.0 分。若只有 1 个测查项目，则该测查项目为 3.0 分；若有 2 个测查项目则各为 1.5 分。

3）42～84 月龄：每个能区 6.0 分。若只有 1 个测查项目，则该测查项目为 6.0 分；若有 2 个测查项目则各为 3.0 分。

（2）计算智龄

1）把连续通过的测查项目读至最高分（连续 2 个月龄通过则不再往前继续测，默认前面的全部通过），不通过的项目不计算，通过的项目（含默认通过的项目）分数逐项加上，为该能区的智龄。

2）将五个能区所得分数相加，再除以 5 就是总的智龄，保留一位小数。

（3）计算发育商

$$发育商 = \frac{智龄}{实际年龄} \times 100$$

4. 发育商参考范围

发育商参考范围：＞ 130 为优秀；110～129 为良好；80～109 为中等；70～79 为临界偏低；＜ 70 为智力发育障碍。

5. 量表的使用

（1）测查环境应安静，光线明亮，4 岁以下儿童允许一位家长陪伴，4 岁及以上的儿童如伴有发育落后、沟通不利或者测查不配合的情况可有家长陪同。

（2）主试者应严格按照操作方法和测查通过要求进行操作，避免被试儿童家长暗示、启发、诱导。

（3）主试者应熟记操作方法和测查通过要求

（4）主试者的位置应正确，桌面应整洁，测查工具箱内的用具不应让被试儿童看到，用一件取一件，用完后放回。

（5）主试者应经过专业培训获得相关资质才能施测。

6. 结果解释

（1）应由受过专业培训的主试者结合儿童的综合情况对其发育行为水平予以解释和

判断。

（2）主试者应恰当地向家长解释儿童发育行为水平，尤其是对于发育落后的儿童更要慎重。

二、大运动发育规律和标准（表 4-1）

表 4-1　婴幼儿大运动发育规律和标准

婴幼儿月龄	发育标准
1 月龄	抬肩坐起头竖直片刻
	俯卧头部翘动
2 月龄	拉腕坐起头竖直短时
	俯卧头抬离床面
3 月龄	抱直头稳
	俯卧抬头 45°
4 月龄	扶腋可站片刻
	俯卧抬头 90°
5 月龄	轻拉腕部即坐起
	独坐头身前倾
6 月龄	仰卧翻身 R
	会拍桌子
7 月龄	悬垂落地姿势 *
	独坐直
8 月龄	双手扶物可站立
	独坐自如
9 月龄	拉双手会走
	会爬
10 月龄	保护性支撑 *
	自己坐起
11 月龄	独站片刻
	扶物下蹲取物
12 月龄	独站稳
	牵一手可走

续表

婴幼儿月龄	发育标准
15 月龄	独走自如
18 月龄	扔球无方向
21 月龄	脚尖走 R
	扶楼梯上楼
24 月龄	双足跳离地面
27 月龄	独自上楼
	独自下楼
30 月龄	独脚站 2 秒
33 月龄	立定跳远
36 月龄	双脚交替跳
42 月龄	交替上楼
	并足从楼梯末级跳下
48 月龄	独脚站 5 秒
	并足从楼梯末级跳下稳
54 月龄	独脚站 10 秒
	足尖对足跟向前走 2m
60 月龄	单脚跳
	踩踏板
66 月龄	接球
	足尖对足跟向后走 2m
72 月龄	抱肘连续跳
	拍球（2 个）
78 月龄	踢带绳的球
	拍球（5 个）
84 月龄	连续踢带绳的球
	交替踩踏板

注 1：标注上标 R 的项目表示该项目的表现可以通过询问家长获得。

注 2：标注上标 * 的项目表示该项目如果未通过需要引起注意。

三、精细动作发育规律和标准（表 4-2）

表 4-2 婴幼儿精细动作发育规律和标准

婴幼儿月龄	发育标准
1 月龄	触碰手掌紧握拳
	手的自然状态
2 月龄	花铃棒留握片刻
	拇指轻叩可分开 *
3 月龄	花铃棒留握 30 秒
	两手搭在一起
4 月龄	摇动并注视花铃棒
	试图抓物
5 月龄	抓住近处玩具
	玩手
6 月龄	会撕揉纸张
	耙弄到桌上一积木
7 月龄	耙弄到小丸
	自取一积木，再取另一块
8 月龄	拇他指捏小丸
	试图取第三块积木
9 月龄	拇食指捏小丸
	从杯中取出积木
10 月龄	拇食指动作熟练
11 月龄	积木放入杯中
12 月龄	全掌握笔留笔道
	试把小丸投小瓶
15 月龄	自发乱画
	从瓶中拿到小丸
18 月龄	模仿画道道
21 月龄	水晶线穿扣眼
	模仿拉拉锁

婴幼儿月龄	发育标准
24 月龄	穿过扣眼后拉线
27 月龄	模仿画竖道
	对拉锁
30 月龄	穿扣子 3 ~ 5 个
	模仿搭桥
33 月龄	模仿画圆
	拉拉锁
36 月龄	模仿画交叉线
	会拧螺丝
42 月龄	拼圆形、正方形
	会用剪刀
48 月龄	模仿画方形
	照图组装螺丝
54 月龄	折纸边角整齐
	筷子夹花生米
60 月龄	照图拼椭圆形
	试剪圆形
66 月龄	会写自己的名字
	剪平滑圆形
72 月龄	拼长方形
	临摹组合图形
78 月龄	临摹六边形
	试打活结
84 月龄	学翻绳
	打活结

注 1：标注上标 * 的项目表示该项目如果未通过需要引起注意。

四、语言能力发育规律和标准（表 4-3）

表 4-3　婴幼儿语言能力发育规律和标准

婴幼儿月龄	发育标准
1 月龄	自发细小喉音 R
	听声音有反应 *
2 月龄	发 a、o、e 等母音 R
	听声音有复杂反应
3 月龄	笑出声 R
4 月龄	伊语作声 R
	找到声源
5 月龄	对人及物发声 R
6 月龄	叫名字转头
	理解手势
7 月龄	发 da-da、ma-ma 等无所指 R
8 月龄	模仿声音 R
	可用动作手势表达（2/3）R
9 月龄	会欢迎 R
	会再见 R
10 月龄	模仿发语声 R
11 月龄	有意识地发一个字音 R
	懂得"不" R
12 月龄	叫爸爸妈妈有所指 R
	向他 / 她要东西知道给
15 月龄	会指眼耳鼻口手
	说 3 ～ 5 个字 R
18 月龄	懂得 3 个投向
	说 10 个字词 R
21 月龄	回答简单问题
	说 3 ～ 5 个字的句子 R

婴幼儿月龄	发育标准
24 月龄	说 2 句以上诗或儿歌
	说常见物用途（碗、笔、凳、球）
27 月龄	说 7 ～ 10 个字的句子
	理解指令
30 月龄	说出图片 10 样
	说自己名字
33 月龄	说出性别
	分清"里""外"
36 月龄	说出图片 14 样
	发音基本清楚
42 月龄	会说反义词
	说出图形（△○□）
48 月龄	模仿说复合句
	锅、手机、眼睛的用途
54 月龄	会漱口
	会认识数字
60 月龄	你姓什么？
	说出 2 种圆形的东西
66 月龄	知道自己属相
	倒数数字
72 月龄	描述图画内容
	上班、窗、苹果、香蕉（2/3）
78 月龄	归纳图画主题
	认识钟表
84 月龄	为什么要进行预防接种？
	毛衣、裤、鞋共同点

注 1：标注上标 R 的项目表示该项目的表现可以通过询问家长获得。

注 2：标注上标 * 的项目表示该项目如果未通过需要引起注意。

五、适应能力发育规律和标准（表 4–4 ）

表 4–4 婴幼儿适应能力发育规律和标准

婴幼儿月龄	发育标准
1 月龄	看黑白靶 *
	眼跟红球过中线
2 月龄	即刻注意大玩具
	眼跟红球上下移动 *
3 月龄	即刻注意胸前玩具
	眼跟红球 180°
4 月龄	目光对视 *
	高声叫 R
5 月龄	注意小丸
	拿住一积木注视另一积木
6 月龄	两手拿住积木
	寻找失落的玩具
7 月龄	积木换手
	伸手够远处玩具
8 月龄	有意识地摇铃
	持续用手追逐玩具
9 月龄	积木对敲
	拨弄铃舌
10 月龄	拿掉扣积木杯玩积木
	寻找盒内东西
11 月龄	打开包积木的方巾
	模仿拍娃娃
12 月龄	盖瓶盖
15 月龄	翻书 2 次
	盖上圆盒

续表

婴幼儿月龄	发育标准
18 月龄	积木搭高 4 块
	正放圆积木入型板
21 月龄	积木搭高 7 ～ 8 块
	知道红色
24 月龄	一页页翻书
	倒放圆积木入型板
27 月龄	认识大小
	正放型板
30 月龄	知道 1 与许多
	倒放型板
33 月龄	积木搭高 10 块
	连续执行 3 个命令
36 月龄	懂得 "3"
	认识 2 种颜色
42 月龄	懂得 "5"
	认识 4 种颜色
48 月龄	找不同（3 个）
	图画补缺（3/6）
54 月龄	类同
	图画补缺（4/6）
60 月龄	找不同（5 个）
	图画补缺（5/6）
66 月龄	树间站人
	十字切苹果
72 月龄	找不同（7 个）
	知道左右
78 月龄	图形类比
	面粉的用途

续表

婴幼儿月龄	发育标准
84 月龄	数字类比
	什么动物没有脚?

注 1：标注上标 R 的项目表示该项目的表现可以通过询问家长获得。

注 2：标注上标 * 的项目表示该项目如果未通过需要引起注意。

六、社会行为发育规律和标准（表 4–5）

表 4–5　婴幼儿社会行为发育规律和标准

婴幼儿月龄	发育标准
1 月龄	对发声的人有注视
	眼跟踪走动的人
2 月龄	自发微笑[R]
	逗引时有反应
3 月龄	见人会笑
	灵敏模样
4 月龄	注视镜中人像
	认亲人[R]
5 月龄	对镜有游戏反应
	见食物兴奋[R]
6 月龄	自喂食物[R]
	会躲猫猫
7 月龄	抱脚玩
	能认生人[R]
8 月龄	懂得成人面部表情
9 月龄	表示不要[R]
10 月龄	懂得常见物及人名称
	按指令取东西
11 月龄	会从杯中喝水[R]
	会摘帽子

续表

婴幼儿月龄	发育标准
12 月龄	穿衣知配合 R
	共同注意 R
15 月龄	会脱袜子 R
18 月龄	白天能控制大小便 R
	会用匙 R
21 月龄	能表示个人需要 R
	想象性游戏 R
24 月龄	会打招呼
	问："这是什么？" R
27 月龄	脱单衣或裤 R
	开始有是非观念
30 月龄	来回倒水不洒
	女孩扔果皮
33 月龄	会穿鞋
	解扣子
36 月龄	懂得"饿了""冷了""累了"
	扣扣子
42 月龄	会穿上衣 R
	吃饭之前为什么要洗手？
48 月龄	会做集体游戏 R
	分辨男女厕所
54 月龄	懂得上午、下午
	数手指
60 月龄	你家住哪里？
66 月龄	为什么要走人行横道？
	鸡在水中游
72 月龄	一年有哪 4 个季节？
	认识标识

续表

婴幼儿月龄	发育标准
78 月龄	懂得星期几
	雨中看书
84 月龄	紧急电话
	猫头鹰抓老鼠

注 1：标注上标 R 的项目表示该项目的表现可以通过询问家长获得。

第三节 婴幼儿发育商的测评工具及方法

一、大运动的测评方法（表 4-6）

表 4-6 大运动的测评方法

婴幼儿月龄	测查项目	操作方法	测查通过要求	测评工具
1 月龄	抬肩坐起头竖直片刻	婴儿仰卧，主试者面向婴儿站立，对婴儿微笑、说话，直到婴儿注视到主试者的脸。这时主试者轻轻握住婴儿双肩（四指并拢置于肩胛骨外侧，食指不能触碰颈部），将婴儿拉坐起来，观察婴儿控制头的能力	婴儿头可竖直保持 2 秒或以上	
	俯卧头部翘动	婴儿俯卧，前臂屈曲支撑，用玩具逗引婴儿抬头，观察其反应	婴儿有头部翘动即可通过	
2 月龄	拉腕坐起头竖直短时	婴儿仰卧，主试者将拇指置于婴儿掌心，余四指握住腕部轻拉婴儿坐起，观察婴儿控制头部的能力	当把婴儿拉起成坐位时婴儿头可自行竖直，保持 5 秒或以上	
	俯卧头抬离床面	婴儿俯卧，前臂屈曲支撑，用玩具逗引婴儿抬头，观察其反应	婴儿可自行将头抬离床面达 2 秒或以上	
3 月龄	抱直头稳	竖抱婴儿，观察婴儿控制头部的能力	能将头举正并稳定 10 秒或以上	
	俯卧抬头 45°	婴儿俯卧，前臂屈曲支撑，头正中位，用玩具逗引婴儿抬头，观察其反应	头可自行抬离床面，面部与床面成 45°，持续 5 秒或以上	

婴幼儿月龄	测查项目	操作方法	测查通过要求	测评工具
4月龄	扶腋可站片刻	主试者扶婴儿腋下，置于立位后放松手的支持，观察其反应	婴儿可用自己双腿支持大部分体重达2秒或以上	
	俯卧抬头90°	婴儿俯卧，前臂屈曲支撑，头正中位，用玩具逗引婴儿抬头，观察其反应	头可自行抬离床面，面部与床面呈90°，持续5秒或以上	
5月龄	轻拉腕部即坐起	婴儿仰卧，主试者握住腕部，轻拉到坐的位置	婴儿自己能主动用力坐起，拉坐过程中无头部后滞现象	
	独坐头身前倾	将婴儿以坐姿置于床上	独坐保持5秒或以上，头身向前倾	
6月龄	仰卧翻身 R	婴儿仰卧，用玩具逗引其翻身	观察或询问，婴儿可从仰卧自行翻到俯卧位	
	会拍桌子	抱坐，主试者示范拍打桌面，鼓励婴儿照样做	婴儿经示范后或自发拍打桌面，并拍响	
7月龄	悬垂落地姿势 *	扶腋下使婴儿呈悬空位，足离床面20～30cm，立位瞬时落下，观察脚落地瞬时的姿势	婴儿能全脚掌着地	
	独坐直	将婴儿以坐姿置于床上	独坐时背直，无需手支撑床面，保持1分钟或以上	
8月龄	双手扶物可站立	将婴儿置于床上，协助婴儿双手抓握栏杆，胸部不靠栏杆，呈站立姿势观察	双手扶栏杆支撑全身重量，保持站立位5秒或以上	
	独坐自如	婴儿坐位，用玩具逗引，婴儿上身可自由转动取物，或轻轻将婴儿肩头向对侧推，观察其侧平衡	独坐时无需手支撑，上身可自由转动取物或侧推后回正保持平衡不倒	
9月龄	拉双手会走	站立位，主试者牵婴儿双手，牵手时不过多给力，鼓励婴儿向前行走	婴儿可自己用力，较协调地移动双腿，向前行走3步或以上	
	会爬	婴儿俯卧，用玩具逗引婴儿爬	婴儿能将腹部抬离床面，四点支撑向前爬行（膝手爬）	

续表

婴幼儿月龄	测查项目	操作方法	测查通过要求	测评工具
10 月龄	保护性支撑*	主试者站立在床或桌边,由婴儿背后扶持其腋下抱起,然后快速做俯冲动作,观察婴儿反应	婴儿出现双手张开,向前伸臂,类似保护自己的动作	
	自己坐起	将婴儿置于俯卧位,用玩具逗引,观察婴儿能否坐起	无需协助,婴儿能较协调地从俯卧位坐起,并坐稳	
11 月龄	独站片刻	将婴儿置于立位,待婴儿站稳后松开双手,观察其站立情况	婴儿能独自站立 2 秒或以上	
	扶物下蹲取物	婴儿手扶围栏站立,不得倚靠。将玩具放在其脚边,鼓励婴儿下蹲取物	一手扶栏杆蹲下,用另一只手捡玩具,并能再站起来	
12 月龄	独站稳	将小儿置于立位,待小儿站稳后松开双手,观察其站立情况	独自站立 10 秒或以上,允许身体轻微晃动	
	牵一手可走	主试者牵小儿一只手行走,不要用力,观察其行走情况	小儿自己迈步,牵一手能协调地移动双腿,至少向前迈三步	
15 月龄	独走自如	观察小儿走路的情况	小儿行走自如,不左右摇摆,会控制步速,不惯性前冲	
18 月龄	扔球无方向	主试者示范过肩扔球,鼓励小儿照样做	小儿举手过肩扔球,可无方向	
21 月龄	脚尖走ᴿ	主试者示范用脚尖行走,鼓励小儿照样做	小儿能用脚尖连续行走 3 步以上,脚跟不得着地	
	扶楼梯上楼	在楼梯上放一玩具,鼓励小儿上楼去取	小儿能扶楼梯扶手,熟练地上 3 阶以上台阶	
24 月龄	双足跳离地面	主试者示范双足同时离地跳起,鼓励小儿照样做	小儿会双足同时跳离地面,同时落地,2 次以上	

婴幼儿月龄	测查项目	操作方法	测查通过要求	测评工具
27 月龄	独自上楼	鼓励小儿不扶扶手上楼梯，可示范	不扶扶手，稳定地上楼梯 3 阶或以上	
	独自下楼	鼓励小儿不扶扶手下楼梯，可示范	不扶扶手，稳定地下楼梯 3 阶或以上	
30 月龄	独脚站 2 秒	主试者示范用独脚站立，鼓励小儿照样做	小儿不扶任何物体可单脚站立 2 秒或以上	
33 月龄	立定跳远	主试者示范跳过 16 开白纸（约 20cm 宽），鼓励小儿照样做	小儿双足同时离地跳起跃过纸，不得踩到纸	
36 月龄	双脚交替跳	主试者示范以高抬腿姿势原地交替跳起，鼓励小儿照样做	小儿可双足交替跳起，双脚离地 5cm	
42 月龄	交替上楼	主试者示范不扶扶手，双足交替上楼，鼓励小儿照样做	小儿上台阶交替用脚，一步一台阶，可交替上楼 3 阶或以上	
	并足从楼梯末级跳下	主试者示范站在楼梯末级，双足并拢跳至地面，鼓励小儿照样做	小儿双足并拢跳至地面，双足落地后两脚间距离小于 10cm	

续表

婴幼儿月龄	测查项目	操作方法	测查通过要求	测评工具
48月龄	独脚站5秒	主试者示范用独脚站立，鼓励小儿照样做	小儿独脚站立5秒或以上，身体稳定	
	并足从楼梯末级跳下稳	主试者示范站在楼梯末级，双足并拢跳至地面，鼓励小儿照样做	小儿双足并拢跳至地面，双足落地后两脚间距离小于5cm，并站稳	
54月龄	独脚站10秒	主试者示范用独脚站立，鼓励小儿照样做	小儿独脚站立10秒或以上，身体稳定	
	足尖对足跟向前走2m	主试者示范，脚跟对脚尖向前走直线，鼓励小儿照样做	小儿能脚跟对脚尖向前走2m或6步，允许身体有小幅晃动	
60月龄	单脚跳	主试者示范原地单脚跳，鼓励小儿照样做	小儿能单脚连续跳3次或以上，可伸开双臂保持平衡，允许小儿在一脚范围内跳动	
	踩踏板	主试者示范在一级台阶上以同一只脚上下台阶，鼓励小儿照样做	小儿以同一只脚能稳当并较熟练地完成3组，可稍有停顿	
66月龄	接球	主试者示范用双手而非前胸接球，然后与小儿相距1米将球拍给小儿，鼓励小儿用手接住球	小儿用手接住球，3次中接住2次即可，用双臂或用前胸接球不通过	
	足尖对足跟向后走2m	主试者示范，脚跟对脚尖向后走直线，鼓励小儿照样做	小儿能脚跟对脚尖向后走2m或6步，允许身体有小幅晃动	

婴幼儿月龄	测查项目	操作方法	测查通过要求	测评工具
72月龄	抱肘连续跳	主试者示范原地抱肘单脚跳，鼓励小儿照样做	小儿抱肘单脚原地连续跳3次或以上，基本在原地跳动	
	拍球（2个）	主试者示范拍球，鼓励小儿照样做（向下扔落地的第1下不算拍球）。允许试3次	小儿连续拍球2个或以上	
78月龄	踢带绳的球	主试者示范用一手提绳，将球停稳，以内踝及足弓内侧来踢球，鼓励小儿照样做。如小儿用足外侧踢，可示范更正1次姿势	小儿连续用足内踝踢球2个或以上	
	拍球（5个）	主试者示范拍球，鼓励小儿照样做（向下扔落地的第1下不算拍球）。允许试3次	小儿连续拍球5个或以上	
84月龄	连续踢带绳的球	主试者示范用一手提绳，将球停稳，以内踝及足弓内侧来踢球，鼓励小儿照样做。如小儿用足外侧踢，可示范更正1次姿势	小儿用足内踝踢球3个或以上，踢一下落地一下	
	交替踩踏板	主试者示范在一级台阶上交替换脚上下共3组（示范时主试者要边喊口号边示范），请小儿照样做。若小儿不会两脚交替可提醒小儿"换脚"	小儿能稳当并较熟练地两脚交替完成3组，可稍有停顿	

注1：标注上标 R 的项目表示该项目的表现可以通过询问家长获得。

注2：标注上标 * 的项目表示该项目如果未通过需要引起注意。

二、精细动作的测评方法（表 4-7）

表 4-7 精细动作的测评方法

婴幼儿月龄	测查项目	操作方法	测查通过要求	测评工具
1 月龄	触碰手掌紧握拳	婴儿仰卧，主试者将食指从尺侧放入婴儿手掌中	婴儿能将拳头握紧	
	手的自然状态	主试者观察婴儿清醒时手的自然状态	双手拇指内收不达掌心，无发紧即通过	
2 月龄	花铃棒留握片刻	婴儿仰卧，将花铃棒放在婴儿手中	握住花铃棒不松手达 2 秒或以上	
	拇指轻叩可分开 *	主试者分别轻叩婴儿双手手背，观察拇指自然放松的状态	婴儿双手握拳稍紧，拇指稍内收，但经轻叩即可打开	
3 月龄	花铃棒留握 30 秒	婴儿仰卧或侧卧，将花铃棒放入婴儿手中	婴儿能握住花铃棒 30 秒，不借助床面的支持	
	两手搭在一起	婴儿仰卧，主试者观察婴儿双手是否能够自发搭在一起或主试者将其两手搭在一起，随即松手，观察婴儿双手状态。	婴儿能将双手搭在一起，保持 3～4 秒	
4 月龄	摇动并注视花铃棒	抱坐，将花铃棒放入婴儿手中，鼓励婴儿摇动	婴儿能注视花铃棒，并摇动数下	
	试图抓物	婴儿仰卧，将花铃棒拿到婴儿可及的范围内，观察婴儿反应，但不能触碰婴儿	婴儿手臂试图抬起或有手抓动作即可通过	
5 月龄	抓住近处玩具	抱坐，婴儿手置于桌上。玩具（如花铃棒）放在距离婴儿手掌一侧 2.5cm 处，鼓励婴儿取玩具	婴儿可用一手或双手抓住玩具	
	玩手	观察婴儿能否把双手放在一起互相玩弄	婴儿会自发将双手抱到一起玩	

婴幼儿月龄	测查项目	操作方法	测查通过要求	测评工具
6月龄	会撕揉纸张	将一张28g粉色打字纸放入婴儿手中，使婴儿能抓住纸，观察婴儿反应	能用双手反复揉搓纸张2次或以上，或将纸撕破	
	耙弄到桌上一积木	抱坐，放一积木在婴儿容易够到的桌面上，观察婴儿反应	婴儿伸出手触碰到积木并抓握到	
7月龄	耙弄到小丸	抱坐，将一小丸放在桌上，鼓励婴儿取	婴儿用所有手指弯曲做耙弄、搔抓动作，最后成功地用全掌抓到小丸	
	自取一积木，再取另一块	抱坐，出示一积木给婴儿，抓住后，再出示另一块，观察其反应	婴儿主动伸手去抓桌上的积木，第一块积木握住并保留在手中后，又成功地用另一只手抓住第二块积木	
8月龄	拇他指捏小丸	抱坐，将一小丸放在桌上，鼓励婴儿取	婴儿会用拇指和他指捏起小丸	
	试图取第三块积木	连续出示两块积木后婴儿均能拿到，再出示第三块积木鼓励婴儿取	有要取第三块积木的表现，不一定能取到，前两块仍保留在手中	
9月龄	拇食指捏小丸	抱坐，将一小丸放在桌上，鼓励婴儿取	婴儿会用拇食指捏起小丸	
	从杯中取出积木	主试者在婴儿注视下将积木放入杯中，鼓励婴儿取出	婴儿能自行将积木取出，不能倒出	

续表

婴幼儿月龄	测查项目	操作方法	测查通过要求	测评工具
10 月龄	拇食指动作熟练	抱坐，将一小丸放在桌上，鼓励婴儿取	婴儿会用拇食指的指端协调、熟练且迅速地对捏起小丸	
11 月龄	积木放入杯中	主试者示范将积木放入杯中，鼓励婴儿照样做	婴儿能有意识地将积木放入杯中并撒开手	
12 月龄	全掌握笔留笔道	主试者示范用笔在纸上画道，鼓励小儿模仿	小儿握笔在纸上留下笔道即可	
	试把小丸投小瓶	出示一小丸及 30mL 广口试剂瓶，主试者拿瓶，示范并指点将小丸放入瓶内，鼓励小儿照样做	小儿捏住小丸试往瓶内投放，但不一定成功	
15 月龄	自发乱画	主试者出示纸和笔，鼓励小儿画画	小儿能用笔在纸上自行乱画	
	从瓶中拿到小丸	出示装有小丸的 30mL 广口试剂瓶，递给小儿，说"阿姨想要豆豆（小丸）怎么办？"或"把豆豆给妈妈"。鼓励小儿将小丸取出，但不能说倒出	小儿能将小丸拿出或倒出	
18 月龄	模仿画道道	主试者示范用蜡笔画出一条道道，鼓励小儿模仿	小儿能画出道道，起止自如，方向不限	

婴幼儿月龄	测查项目	操作方法	测查通过要求	测评工具
21 月龄	水晶线穿扣眼	主试者示范用水晶线穿过扣眼，鼓励小儿照样做	小儿能将水晶线穿过扣眼 0.5cm 以上	
	模仿拉拉锁	示范拉拉锁，拉上、拉下各一次。主试者固定拉锁两端，鼓励小儿照样做	小儿能双手配合将拉锁头来回移动，超过全拉锁的一半	
24 月龄	穿过扣眼后拉线	主试者示范用水晶线穿过扣眼，并将线拉出，鼓励小儿照样做	小儿能将水晶线穿过扣眼，并能将线拉出	
27 月龄	模仿画竖道	主试者与小儿同向，示范画一垂直线，注意测查纸张放正，鼓励小儿模仿	小儿能画竖线，长度＞2.5cm，所画线与垂直线的夹角应＜30°	
	对拉锁	出示打开的拉锁，示范将拉锁对好，鼓励小儿照样做	小儿能将拉锁头部分或全部插进锁孔	
30 月龄	穿扣子3～5个	主试者示范连续穿扣 3～5 个，鼓励小儿照样做	小儿能较熟练穿扣并拉过线 3 个或以上	
	模仿搭桥	示范用下面 2 块，上面 1 块共 3 块积木搭成有孔的桥并保留模型，鼓励小儿照样做。主试者不得提示桥孔	小儿能搭出有孔的桥	
33 月龄	模仿画圆	主试者示范画一圆形，鼓励小儿模仿	小儿所画圆两头相交，为闭合圆形，不能明显成角	
	拉拉锁	出示打开的拉锁，示范将拉锁对好并拉上，鼓励小儿照样做	小儿能将拉锁头全部插进锁孔，并有拉的意识	

续表

婴幼儿月龄	测查项目	操作方法	测查通过要求	测评工具
36 月龄	模仿画交叉线	主试者与小儿同向示范画交叉线，鼓励小儿模仿	小儿能画出两直线并相交成角，直线线条较连续	
	会拧螺丝	主试者出示螺丝、螺母，嘱其拧上。如小儿不会，可示范	小儿能双手配合将螺丝、螺母组装起来	
42 月龄	拼圆形、正方形	主试者让小儿用 4 块塑料板拼圆形，用 2 块等边三角形板拼正方形，共限时 2 分钟	两个图形均要拼对	
	会用剪刀	主试者示范用打印纸剪一直线，鼓励小儿照样做	小儿能够剪出直线，长度 > 10cm，与主剪方向角度 < 15°	
48 月龄	模仿画方形	主试者示范画一正方形，鼓励小儿模仿	小儿能基本模仿画出，所画图形允许稍有倾斜，有一个角可以 < 45°	
	照图组装螺丝	主试者出示组装好的螺丝图片 5 秒后收起，将分开的螺丝平垫和螺母交给小儿，请小儿凭记忆组装。主试者可针对落下的零件提示："还有呢？"	小儿无需提示或稍经提示后自行将螺丝、平垫、螺母按顺序组装起来	
54 月龄	折纸边角整齐	主试者示范用一长方形纸横竖对齐各折 1 次，鼓励小儿照样做	小儿折纸基本呈长方形，折纸边差距 < 11cm，纸边夹角 < 15°	
	筷子夹花生米	主试者鼓励小儿用筷子夹花生米，从桌子上夹到盒子里连做 3 遍	小儿熟练地夹起 3 次以上，过程中无掉落	
60 月龄	照图拼椭圆形	将事先画好的椭圆形放在小儿面前，嘱其将 6 块塑料片按图分别放进去，不予提醒，限时 2 分钟	小儿全部拼对	
	试剪圆形	主试者给小儿出示一张已画好圆形（直径 7.5cm）的 1/2 A4 打印纸，鼓励小儿将圆形剪下（附原图）	小儿能剪出大致圆形，允许出角	

婴幼儿月龄	测查项目	操作方法	测查通过要求	测评工具
66 月龄	会写自己的名字	主试者让小儿写出自己的名字	小儿能正确写出自己的名字	
	剪平滑圆形	主试者给小儿出示一张已画好圆形（直径 7.5cm）的 1/2 A4 打印纸，鼓励小儿将圆形剪下（附原图）	小儿能剪出平滑的圆形，无棱角、毛边	
72 月龄	拼长方形	主试者让小儿用 2 块非等边三角形板拼长方形，出示时要求短边相对，限时 2 分钟	小儿拼对长方形	
	临摹组合图形	主试者出示正方形和圆形的组合图形，鼓励小儿临摹	小儿能画出，无转向	
78 月龄	临摹六边形	主试者出示六边形图形，鼓励小儿临摹	小儿可临摹出六边形，6 个角均画得好，连接线平直	
	试打活结	出示一双筷子和一根绳，主试者示范用绳将筷子以活结方式捆上，鼓励小儿照样做。小儿打结时主试者应辅助固定筷子	经示范后，小儿能用活结将筷子捆上	
84 月龄	学翻绳	主试者示范将一根绳子做翻绳最初级模式，鼓励小儿跟着做	小儿能跟着主试者一步一步，或在主试者示范后自行做到中指挑绳	
	打活结	出示一双筷子和一根绳，鼓励其用绳将筷子以活结方式捆上，小儿打结时主试者应辅助固定筷子	无需示范，小儿能用活结将筷子捆上	

注 1：标注上标 R 的项目表示该项目的表现可以通过询问家长获得。

注 2：标注上标 * 的项目表示该项目如果未通过需要引起注意。

三、语言能力的测评方法（表 4-8）

表 4-8 语言能力的测评方法

婴幼儿月龄	测查项目	操作方法	测查通过要求	测评工具
1 月龄	自发细小喉音 R	婴儿仰卧、清醒。注意其发音	观察或询问，小儿能发出任何一种细小柔和的喉音	
	听声音有反应 *	婴儿仰卧，在其一侧耳上方 10 ～ 15cm 处轻摇铜铃，观察婴儿的反应。（双侧均做，一侧通过即可）	婴儿听到铃声有一种或多种反应	
2 月龄	发 a、o、e 等母音 R	询问或逗引婴儿发音	能从喉部发出 a、o、e 等元音来	
	听声音有复杂反应	婴儿仰卧，在其一侧耳上方 10 ～ 15cm 处轻摇铜铃，观察婴儿的反应。（双侧均做，一侧通过即可）	婴儿听到声音有表情和肢体动作的变化	
3 月龄	笑出声 R	逗引婴儿笑，但不得接触身体	观察或询问，婴儿能发出"咯咯"笑声	
4 月龄	伊语作声 R	观察婴儿安静时的发音	观察或询问，婴儿会类似自言自语，无音节、无意义	
	找到声源	抱坐，主试者在婴儿耳后上方 15cm 处轻摇铜铃，观察其反应	可回头找到声源，一侧耳通过即可	
5 月龄	对人及物发声 R	观察或询问婴儿看到熟悉的人或玩具时的发音	观察或询问，婴儿会发出像说话般的声音，如咿咿呀呀、ma、pa、ba 等辅元结合音	

婴幼儿月龄	测查项目	操作方法	测查通过要求	测评工具
6月龄	叫名字转头	主试者或家长在婴儿背后呼唤其名字，观察其反应	婴儿会转头寻找呼唤的人	
	理解手势	主试者或妈妈（带养人）伸手表示要抱，不得出声提示观察婴儿反应	婴儿理解并将手伸向主试者或妈妈（带养人），二试一成	
7月龄	发 da-da、ma-ma 等无所指 [R]	观察婴儿在清醒状态时的发声情况	观察或询问，婴儿会发 da-da、ma-ma 的双唇音，但无所指	
8月龄	模仿声音 [R]	观察或询问婴儿是否会模仿咳嗽、弄舌的声音	观察或询问，婴儿能模仿发出类似声音	
	可用动作手势表达（2/3）[R]	主试者询问家长，婴儿是否常有主动伸手表示要抱；摊开手表示没有；咂咂嘴表示好吃等动作手势	3问中，有2项表现即可通过	
9月龄	会欢迎 [R]	主试者只说欢迎，不做手势示范，鼓励婴儿以手势表示	观察或询问，婴儿能够做出欢迎的手势	
	会再见 [R]	主试者只说再见，不做手势示范，鼓励婴儿以手势表示	观察或询问，婴儿能够做出再见的手势	
10月龄	模仿发语声 [R]	观察或询问婴儿是否会模仿"妈妈""爸爸""拿""走"等语音	观察或询问，婴儿能模仿发语声	

续表

婴幼儿 月龄	测查项目	操作方法	测查通过要求	测评工具
11月龄	有意识地发 一个字音^R	观察或询问婴儿有意识的发音 情况	观察或询问，有意识并 正确地发出相应的字音， 如爸、妈、拿、走、姨、 奶、汪汪等	
	懂得"不"^R	婴儿取一玩具玩时，主试者说 "不动""不拿"，不要做手势， 观察或询问其反应	观察或询问，婴儿会停 止拿取玩具的动作	
12月龄	叫爸爸妈妈 有所指^R	观察或询问小儿见到妈妈、爸 爸时，是否会有意识并准确地 叫出	小儿会主动地称呼爸爸 或妈妈	
	向他／她要 东西知道给	将一玩具放入小儿手中，然后 主试者或家长对小儿说"把某 某东西给我"，不要伸手去拿， 观察小儿反应	经要求，小儿把玩具主 动递给主试者或家长， 并主动松手	
15月龄	会指眼耳鼻 口手	主试者问小儿"眼在哪 儿？""耳在哪儿？""鼻子在 哪儿？"等，观察其反应	能正确指出3个或以上 身体部位	
	说3～5个 字^R	观察或询问小儿有意识讲话的 情况	有意识地说3～5个字 （妈、爸除外）	
18月龄	懂得3个投 向	请小儿把3块积木分别递给妈 妈、阿姨、放在桌子上，妈妈、 阿姨不能伸手要	小儿会正确地将积木送 到要求的地方	
	说10个字 词^R	观察或询问小儿有意识讲话的 情况并记录	有意识说10个或以上单 字或词（爸、妈除外）	

续表

婴幼儿月龄	测查项目	操作方法	测查通过要求	测评工具
21 月龄	回答简单问题	主试者问："这是什么（球）？""那是谁（带小儿者）？""爸爸干什么去了（上班）？"	小儿能正确回答	
	说 3～5 个字的句子 R	观察或询问小儿有意识说话的情况	小儿能有意识地说出 3～5 个字的句子，有主谓语	
24 月龄	说 2 句以上诗或儿歌	鼓励小儿说唐诗或儿歌	小儿能自发或稍经提示开头后完整说出 2 句或以上唐诗或儿歌	
	说常见物用途（碗、笔、凳、球）	主试者分别提问小儿碗、笔、板凳、球的用途	小儿会说出 3 种或以上物品的用途	
27 月龄	说 7～10 个字的句子	主试者说一句话"星期天妈妈带我去公园"，可重复 1 遍，鼓励小儿复述	小儿能复述出 7 个字及以上，不影响句意表达	
	理解指令	主试者对小儿说"请举举你的手"和"请抬抬你的脚"可重复指令 1 遍，但不能有示范的动作，观察小儿反应	小儿能按指令做出举手或抬脚动作	

婴幼儿月龄	测查项目	操作方法	测查通过要求	测评工具
30 月龄	说出图片10 样	出示图片，依次指给小儿看，鼓励其说出图片名称	小儿能正确说出 10 样及以上。记录：①北极熊。②树叶。③小鸡。④青蛙。⑤螳螂。⑥猕猴桃。⑦树。⑧房子。⑨雨伞。⑩壶。⑪铅笔。⑫钥匙。⑬打印机。⑭刀。⑮电脑。⑯管钳。⑰轮船。⑱毛笔和砚台。⑲国旗。⑳脚。㉑嘴唇。㉒步枪。㉓雪花。㉔中国结	
	说自己名字	主试者问小儿："你叫什么名字？"	小儿能正确回答自己的大名	
33 月龄	说出性别	主试者问小儿性别，若是女孩问："你是女孩还是男孩？"若是男孩问："你是男孩还是女孩？"	小儿能正确说出自己的性别	
	分清"里""外"	主试者将一小丸放入 30mL 广口试剂瓶内问："小丸是在瓶里？还是在瓶外？"	小儿会正确说出是在里边	
36 月龄	说出图片14 样	出示图片，依次指给小儿看，鼓励其说出图片名称	小儿能正确说出 14 样及以上。记录：①北极熊。②树叶。③小鸡。④青蛙。⑤螳螂。⑥猕猴桃。⑦树。⑧房子。⑨雨伞。⑩壶。⑪铅笔。⑫钥匙。⑬打印机。⑭刀。⑮电脑。⑯管钳。⑰轮船。⑱毛笔和砚台。⑲国旗。⑳脚。㉑嘴唇。㉒步枪。㉓雪花。㉔中国结	
	发音基本清楚	观察小儿在说话时的发音情况	小儿会发清楚大多数语音，不影响交流	

婴幼儿月龄	测查项目	操作方法	测查通过要求	测评工具
42 月龄	会说反义词	主试者分别问①火是热的，冰呢？②大象的鼻子是长的，小兔的尾巴呢？③头发是黑的，牙齿呢？④木头是硬的，棉花呢？	4 题中答对 2 个或以上	
	说出图形 △○□	主试者依次出示积木△○□，问小儿"这是什么形状？"	小儿能正确回答3个图形的名称	
48 月龄	模仿说复合句	主试者说一句话："妈妈叫我一定不要和小朋友打架。"可重复1遍，鼓励小儿复述	小儿能够复述较完整的复合句，偶尔漏字/错字	
	锅、手机、眼睛的用途	主试者问①锅是做什么用的？②手机是干什么用的？③眼睛有什么作用？	3 问均正确。	
54 月龄	会漱口	观察小儿是否会漱口	小儿能灵活左右漱口并将水吐出	
	会认识数字	主试者出示图片，随意指出 10 以内数字，让小儿认	小儿全部正确答出	
60 月龄	你姓什么？	主试者问小儿："你姓什么？"	小儿正确回答出姓，连名带姓不能通过	
	说出 2 种圆形的东西	主试者让小儿说出 2 种圆形的东西	小儿能说出 2 种或以上圆形的东西	

婴幼儿月龄	测查项目	操作方法	测查通过要求	测评工具
66 月龄	知道自己属相	主试者问小儿："你是属什么的？"	小儿能正确说出自己的属相	
	倒数数字	主试者先示教："你会倒着数数吗？1、2、3 倒数就是 3、2、1，现在请你从 24 开始倒数，24、23、22、21……"鼓励小儿完成倒数	小儿能较流利地正确数出 13 ～ 1	
72 月龄	描述图画内容	主试者出示 3 幅连环画，然后对小儿说："这 3 幅图连起来讲了一个故事，请你给我讲一讲故事的内容是什么？小猴子为什么哭了？"若小儿回答第 1 问后不再答，可再追问："小猴子为什么哭了？"	能分别描述每张图画的基本内容	
	上班、窗、苹果、香蕉（2/3）	主试者问①人为什么要上班？②房子为什么要有窗户？③苹果和香蕉有什么共同点？	答对 2 题或以上。①挣钱或建设国家。②透光或通风。③水果。	
78 月龄	归纳图画主题	主试者出示 3 幅连环画，然后对小儿说"这 3 幅图连起来讲了一个故事，请你给我讲一讲故事的内容是什么？小猴子为什么哭了？"若小儿回答第 1 问后不再答，可再追问"小猴子为什么哭了？"	能明确理解故事的主题	
	认识钟表	主试者请小儿看钟表图辨认时间	小儿能辨认 2 张图或以上所表示的时间	
84 月龄	为什么要进行预防接种？	主试者问小儿："小朋友为什么要打预防针？"	小儿能表达出预防生病 / 感冒或打预防针可以不生病等	
	毛衣、裤、鞋共同点	主试者问小儿："毛衣、长裤和鞋有什么共同之处？"	小儿回答，都是穿的、能保暖等	

注 1：标注 R 的项目表示该项目的表现可以通过询问家长获得。

注 2：标注 * 的项目表示该项目如果未通过需要引起注意。

四、适应能力的测评方法（表 4-9）

表 4-9　适应能力的测评方法

婴幼儿月龄	测查项目	操作方法	测查通过要求	测评工具
1 月龄	看黑白靶 *	婴儿仰卧，主试者将黑白靶拿在距婴儿脸部上方 20cm 处移动，吸引婴儿注意	婴儿眼睛可明确注视黑白靶	
	眼跟红球过中线	婴儿仰卧，主试者手提红球，在婴儿脸部上方 20cm 处轻轻晃动以引起婴儿注意，然后把红球慢慢移动，从头的一侧沿着弧形，移向中央，再移向头的另一侧，观察婴儿头部和眼睛的活动	当主试者把红球移向中央时婴儿用眼睛跟踪看着红球转过中线，三试一成	
2 月龄	即刻注意大玩具	婴儿仰卧，用娃娃在婴儿脸部上方 20cm 处晃动，观察其反应	可立刻注意到娃娃，三试一成	
	眼跟红球上下移动 *	婴儿仰卧，主试者提起红球，在婴儿脸部上方 20cm 处轻轻晃动以引起婴儿注意，先慢慢向上移动，然后再从头顶向下处移动	婴儿眼睛能上或下跟随红球	
3 月龄	即刻注意胸前玩具	婴儿仰卧，主试者将娃娃在婴儿身体上方 20cm 处沿中线自下向上移动。当玩具到婴儿乳头连线至下颌之间时，观察婴儿反应	当娃娃移动至婴儿乳头连线至下颌之间时，立即注意即可通过	
	眼跟红球 180°	婴儿仰卧，主试者手提红球，在婴儿脸部上方 20cm 处轻轻晃动以引起婴儿注意，然后把红球慢慢移动，从头的一侧沿着弧形，移向中央，再移向头的另一侧，观察婴儿头部和眼睛的活动	婴儿用眼及头跟随红球转动 180°，三试一成	
4 月龄	目光对视 *	主试者或母亲对婴儿说话，观察婴儿是否与人对视	婴儿能与成人对视，并保持 5 秒或以上	
	高声叫 R	观察或询问婴儿在高兴或不满时的发音	会高声叫（非高调尖叫）	

婴幼儿月龄	测查项目	操作方法	测查通过要求	测评工具
5月龄	注意小丸	桌面上放一小丸，主试者指点小丸或把小丸动来动去，以引起婴儿注意	婴儿明确地注意到小丸	
	拿住一积木注视另一积木	抱坐，婴儿手置于桌上，主试者先放一块积木在婴儿手中，再放另一块积木于桌上婴儿可及范围内，适当逗引，观察婴儿对第二块积木的反应	婴儿拿着放在手中的第一块积木，当第二块积木靠近时目光明确地注视第二块积木	
6月龄	两手拿住积木	抱坐，先后递给婴儿2块积木，婴儿自己拿或被动放在手中均可	婴儿一手拿1块积木，保持在手里10秒或以上	
	寻找失落的玩具	以红球逗引婴儿注意，红球位置应与婴儿双眼在同一水平线上。主试者手提红球，当婴儿注意到红球后，立即松手使红球落地，此时主试者的手保持原姿势，观察婴儿反应	红球落地后，婴儿立即低下头寻找红球	
7月龄	积木换手	抱坐，出示一积木给婴儿，婴儿拿住后，再向拿积木的手前出示另一块积木，观察其反应	婴儿将第一块积木传到另一只手后，再去拿第二块积木	
	伸手够远处玩具	抱坐，将一玩具放于婴儿手恰好够不到的桌面上，观察其反应	欠身取，并能拿到玩具	
8月龄	有意识地摇铃	主试者示范摇铃，鼓励婴儿照样做	婴儿能够有意识地摇铃	
	持续用手追逐玩具	以玩具逗引婴儿来取，将要取到时，主试者将玩具移动到稍远的地方，观察其反应	婴儿持续追逐玩具，力图拿到，但不一定取到	
9月龄	积木对敲	主试者出示两块积木，示范积木对敲后，让婴儿一手拿块，鼓励其照样做	婴儿能把双手合到中线，互敲积木，对击可不十分准确	
	拨弄铃舌	主试者轻摇铜铃以引起婴儿注意，然后将铜铃递给婴儿，观察其对铜铃的反应	婴儿有意识寻找并拨弄或拿捏铃舌	

婴幼儿月龄	测查项目	操作方法	测查通过要求	测评工具
10月龄	拿掉扣积木杯玩积木	积木放在桌上，在婴儿注视下用杯子盖住积木，杯子的把手对着婴儿，鼓励婴儿取积木	婴儿能主动拿掉杯子，取出藏在杯子里面的积木	
	寻找盒内东西	在婴儿面前摇响装有硬币的盒，然后避开婴儿将硬币取出，给婴儿空盒，观察其反应	婴儿能明确地寻找盒内的硬币	
11月龄	打开包积木的方巾	在婴儿注视下用方巾包起一积木，然后打开，再包上，鼓励婴儿找	婴儿有意识地打开包积木的方巾，寻找积木，成功将积木拿到手	
	模仿拍娃娃	主试者示范拍娃娃，鼓励婴儿照样做	婴儿学大人样子轻拍娃娃	
12月龄	盖瓶盖	瓶盖翻放在桌上，主试者示范将瓶盖盖在瓶上，鼓励小儿照样做	小儿会将瓶盖翻正后盖在瓶上	
15月龄	翻书2次	主试者示范翻书，鼓励小儿照样做	做出翻书动作2次或以上	
	盖上圆盒	主试者示范将圆盒盖好，鼓励小儿照样做	小儿会将圆盒盖上，并盖严	
18月龄	积木搭高4块	示范搭高2块积木，推倒后一块一块出示积木，鼓励小儿搭高	小儿搭高4块积木或以上，三试一成	
	正放圆积木入型板	在型板圆孔下方放一圆积木，圆孔靠近小儿身体。主试者对小儿说："这是小朋友的家（指型板面而不是圆孔）请帮这个小朋友（指圆积木）找到自己的家。"不示范	不经指点，能正确将圆积木一次性放入孔内	

婴幼儿月龄	测查项目	操作方法	测查通过要求	测评工具
21月龄	积木搭高7～8块	示范搭高2块积木，推倒后一块一块出示积木，鼓励小儿搭高	小儿搭高7～8块积木，三试一成	
	知道红色	出示红、黄、蓝、绿四色图片，问小儿："哪个是红色？"	小儿能在4色图片中正确指出红色	
24月龄	一页页翻书	主试者示范一页页翻书，鼓励小儿照样做	小儿会用手捻书页，每次1页，连续翻书3页或以上	
	倒放圆积木入型板	在小儿能正放圆积木入型板的基础上，将型板倒转180°。圆积木仍在原处，主试者对小儿说"这是小朋友的家（指型板），请帮这个小朋友（指圆积木）找到自己的家。"不示范	型板倒转后，小儿能正确将圆积木一次性放入圆孔内	
27月龄	认识大小	主试者向小儿出示大小圆片，请小儿把大的给妈妈或阿姨	小儿会正确把大的给妈妈或阿姨，三试二成	
	正放型板	将圆、方、三角形3块积木放在与型板相应的孔旁，主试者对小儿说："这是小朋友的家（指型板），请帮这些小朋友（指3块积木）找到自己的家。"不示范。放置三角形积木方向要与型板一致	小儿能一次性正确放入相应孔内，仅等腰三角形可提示	
30月龄	知道"1"与许多	1块和数块积木分放两边，请小儿指出哪边是多的，再指另一边问："这是几个？"	小儿先正确指出哪一边多，后回答："是1个。"	
	倒放型板	在小儿正放3块积木入型板的基础上，将型板倒转180°，3块积木仍在原处，主试者对小儿说："这是小朋友的家（指型板），请帮这些小朋友（指3块积木）找到自己的家。"不示范	小儿能一次性将积木正确放入翻转后型板的相应孔内，仅等腰三角形可提示	
33月龄	积木搭高10块	示范搭高2块积木，推倒后一块一块出示积木，鼓励小儿搭高。允许试3次	小儿能搭高积木10块。三试一成	
	连续执行3个命令	嘱小儿做3件事擦桌子、摇铃、把门打开，可再重复命令1遍。小儿开始做后，不能再提醒或给予暗示	小儿会做每件事情，没有遗忘任何一项，但顺序可颠倒	

婴幼儿月龄	测查项目	操作方法	测查通过要求	测评工具
36 月龄	懂得 "3"	主试者出示 3 块积木，问小儿："这是几块？"	小儿能正确说出："3块。"	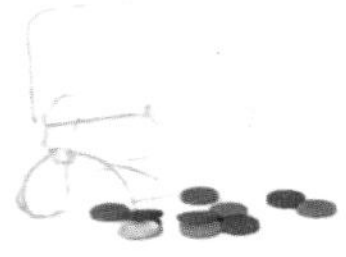
	认识 2 种颜色	出示红、黄、蓝、绿 4 色图片，先从非红色开始问，避免顺口溜出，请小儿说出各为何种颜色	能正确说出 2 种或以上颜色	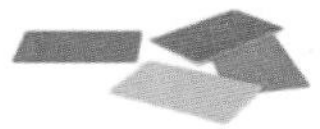
42 月龄	懂得 "5"	主试者出示五块积木，问小儿："这是几块？"	小儿能正确说出："5块。"	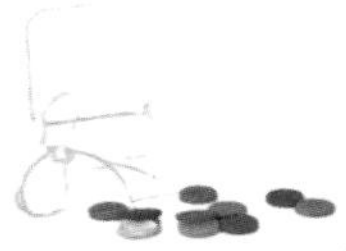
	认识 4 种颜色	主试者出示红、黄、蓝、绿 4 色图片，先从非红色开始问，避免顺口溜出，请小儿说出各为何种颜色	4 种颜色全部答对	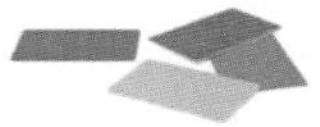
48 月龄	找不同（3个）	出示找不同图画，主试者问小儿两张图画有什么不同之处？小熊示教。限时 2 分钟	能找到包括示教内容的 3 处不同或以上	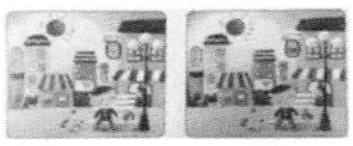
	图画补缺（3/6）	出示补缺图片，主试者问小儿各图中缺什么？第一幅图示教	要求说对包括示教内容的 3 幅图或以上	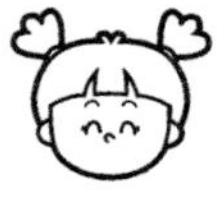
54 月龄	类同	主试者给小儿一个圆形扣子，然后出示第一组模板（包括圆形、方形、三角形），问："你手里的东西和我这些东西哪些是一类的？为什么？"然后收起，再出示第二组模板（包括方形纽扣、三角形、方形），提问同上	两问均答对	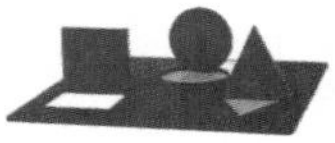
	图画补缺（4/6）	出示补缺图片，主试者问小儿各图中缺什么？第一幅图示教	要求说对包括示教内容的 4 幅图或以上	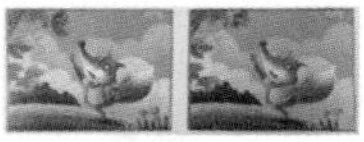
60 月龄	找不同（5个）	出示找不同图画，主试者问小儿两张图画有什么不同之处？小熊示教。限时 2 分钟	能找到包括示教内容的 5 处不同或以上	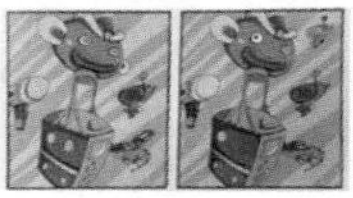
	图画补缺（5/6）	出示补缺图片，主试者问小儿各图中缺什么？第一幅图示教	要求说对包括示教内容的 5 幅图或以上	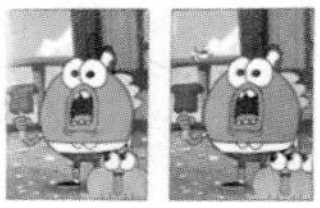

婴幼儿月龄	测查项目	操作方法	测查通过要求	测评工具
66 月龄	树间站人	主试者问小儿："2 棵树之间站 1 个人，一排 3 棵树，之间站几个人？"	小儿回答"2 个人。"	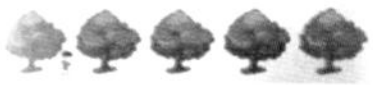
	十字切苹果	主试者问小儿："将 1 个苹果十字切开是几块？"如小儿不理解，主试者可用手势比画提示	不经提示或仅在主试者手势比画提示后答："4 块。"	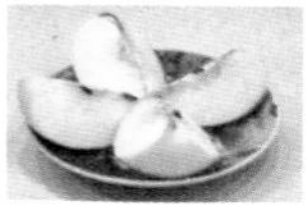
72 月龄	找不同（7 个）	出示找不同图画，主试者问小儿两张图画有什么不同之处？小熊示教。限时 2 分钟	能找到包括示教内容的 7 处不同或以上	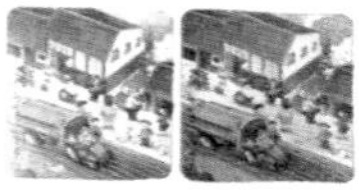
	知道左右	主试者让小儿用左手摸右耳朵，右手摸左耳朵，右手摸右腿	小儿全部做对	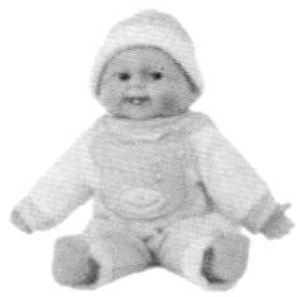
78 月龄	图形类比	主试者出示图形，问右边的 4 幅图中哪一幅放在左边空白处合适。第一题示教	小儿能指对包括第一题在内的 3 道题或以上	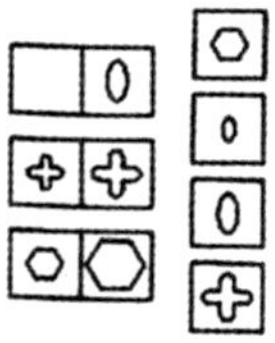
	面粉的用途	主试者问小儿："面粉能做哪些东西？"	小儿能回答 2 种或以上	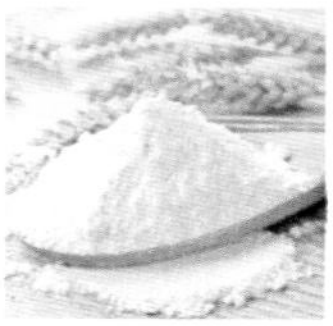
84 月龄	数字类比	主试者出示图形，问下边的 4 幅图中哪一幅放在上边空白处合适。第一题示教	小儿能指对包括第一题在内的 3 道题或以上	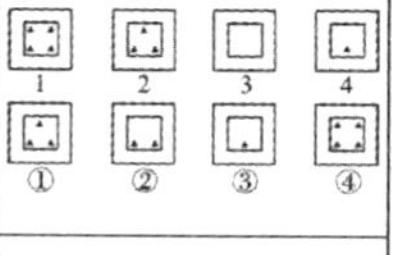
	什么动物没有脚？	主试者问小儿："什么动物没有脚？"（脚定义为走路用的）	小儿回答蛇、鱼等 2 类或以上没有脚的动物	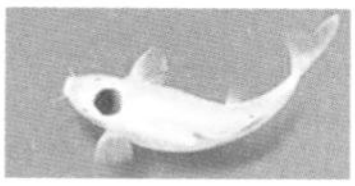

注 1：标注上标 R 的项目表示该项目的表现可以通过询问家长获得。

注 2：标注上标 * 的项目表示该项目如果未通过需要引起注意。

五、社会能力的测评方法

表 4-10　社会能力的测评方法

婴幼儿月龄	测查项目	操作方法	测查通过要求	测评工具
1 月龄	对发声的人有注视	主试者面对婴儿的脸微笑并对其说话。但不能触碰婴儿的面孔或身体	婴儿能注视主试者的脸	
	眼跟踪走动的人	婴儿横放在床上或斜躺在家长臂弯里，主试者站立（直立位，勿弯腰）逗引婴儿引起其注意后左右走动，观察婴儿眼睛是否追随主试者	眼睛随走动的人转动	
2 月龄	自发微笑[R]	观察或询问婴儿在无外界逗引时是否有自发微笑的情况	婴儿能自发出现微笑，但不一定出声。睡眠时微笑不通过	
	逗引时有反应	婴儿仰卧，主试者弯腰，对婴儿点头微笑或说话进行逗引，观察其反应。但不能触碰婴儿的面孔或身体	经逗引，婴儿会出现微笑、发声、手脚乱动等一种或多种表现	
3 月龄	见人会笑	主试者面对婴儿，不做出接近性的社交行为或动作，观察婴儿在无人逗引时的表情	婴儿见到人自行笑起来	
	灵敏模样	主试者观察婴儿在不经逗引的情况下，对周围人和环境的反应	婴儿不经逗引可观察周围环境，眼会东张西望	
4 月龄	注视镜中人像	将无边镜子横放在婴儿面前约 20cm 处，主试者或母亲可在镜中逗引婴儿，观察婴儿反应	婴儿可经逗引或自发注视镜中人像	
	认亲人[R]	观察婴儿在看到母亲或其他亲人或听到亲人声音后的表情变化	观察或询问，在见到母亲或其他亲人时，婴儿会变得高兴起来	
5 月龄	对镜有游戏反应	将无边镜子竖放在婴儿面前约 20cm 处，主试者及家长影像不能在镜内出现，观察婴儿反应	对镜中自己的影像有面部表情变化或伴有肢体动作	
	见食物兴奋[R]	观察婴儿看到奶瓶、饼干、水等食物时的反应	观察或询问，当婴儿看到奶瓶或母亲乳房时，表现出高兴要吃的样子	

续表

婴幼儿月龄	测查项目	操作方法	测查通过要求	测评工具
6月龄	自喂食物 R	观察或询问婴儿拿到一块饼干或其他能拿住的食物时能否送至口中并咀嚼	能将饼干送入口中并咀嚼，有张嘴咬的动作而不是吸吮	
	会躲猫猫	主试者把自己的脸藏在一张中心有孔的 A4 纸后面（孔直径 0.5cm），呼唤婴儿名字，婴儿听到声音，观望时，主试者沿纸边在纸的同一侧反复出现 2 次并逗引说"喵、喵"，第 3 次呼唤婴儿名字后从纸孔观察婴儿表情	第 3 次呼唤婴儿时，婴儿视线再次转向主试者刚才露脸的方向	
7月龄	抱脚玩	婴儿仰卧，观察其是否会自发或在主试者协助下将脚放入手中后玩脚	婴儿能抱住脚玩或吸吮	
	能认生人 R	观察或询问婴儿对陌生人的反应	婴儿有拒抱、哭、不高兴或惊奇等表现	
8月龄	懂得成人面部表情	主试者或家长对婴儿训斥或赞许，观察其反应	婴儿表现出委屈或兴奋等反应	
9月龄	表示不要 R	观察或询问婴儿对不感兴趣的物品的反应	观察或询问，婴儿对不要之物有摇头或推开的动作	
10月龄	懂得常见物及人名称	主试者问婴儿"妈妈在哪里""灯在哪里""阿姨在哪里"等人或物的名称，观察其反应	婴儿会用眼睛注视或指出 2 种或以上的人或物	
	按指令取东西	将娃娃、球和杯子并排放在婴儿双手可及的桌面上，鼓励婴儿按指令取其中的 1 件。（每样东西交替问 2 次，不能连续问）	婴儿能理解指令并成功拿对其中 1 种或以上物品	

续表

婴幼儿月龄	测查项目	操作方法	测查通过要求	测评工具
11 月龄	会从杯中喝水 R	观察或询问婴儿能否从成人拿的杯子里喝到水	观察或询问，婴儿能从杯中喝到水	
	会摘帽子	主试者将帽子戴在婴儿头上，观察其能否摘下帽子	婴儿能用单手或双手摘下帽子	
12 月龄	穿衣知配合 R	观察或询问成人给小儿穿衣时的配合情况	穿衣时小儿合作，会有伸手、伸腿等配合动作，不一定穿进去	
	共同注意 R	观察或询问，对家长指示的某一场景或过程，小儿能否与家长一起关注	小儿有共同注意过程	
15 月龄	会脱袜子 R	观察或询问小儿脱袜子的方法	观察或询问，小儿能正确且有意识地脱下袜子	
18 月龄	白天能控制大小便 R	观察或询问小儿大小便控制情况，或询问白天是否尿湿裤子	经人提醒或主动示意大小便，白天基本不尿湿裤子	
	会用匙 R	观察或询问小儿是否会自己用匙	小儿能自己用匙吃饭，允许少量遗洒	
21 月龄	能表示个人需要 R	观察或询问小儿是否会明确表示自己的需要	小儿会说出 3 种或以上的需要，如"吃饭""喝水""玩汽车""上街"等，可伴手势	
	想象性游戏 R	观察或询问小儿是否有想象性游戏，如假装给娃娃或动物玩具喂饭、盖被子、打针等	小儿有想象性游戏	

续表

婴幼儿月龄	测查项目	操作方法	测查通过要求	测评工具
24 月龄	会打招呼	示范或不示范小儿见人打招呼	小儿会自发或模仿说"你好""再见"等	
	问:"这是什么?" R	观察或询问,小儿在见到某物时,是否能自发提问:"这是什么?"	小儿会自发提出问题,主动问:"这是什么?"	
27 月龄	脱单衣或裤 R	观察或询问小儿是否会自己脱上衣或裤子	小儿不用帮忙,自己脱掉单衣或单裤	
	开始有是非观念	主试者问小儿:"打人对不对?"观察小儿的反应或回答	小儿摇头或说出不对	
30 月龄	来回倒水不洒	在一个无把儿的杯中注入 1/3 杯水,主试者示范将水倒入另一杯中,来回各倒 1 次,鼓励小儿照样做	小儿会将水来回倒 2 次,不洒水	
	女孩扔果皮	出示图片,问小儿:"乱扔垃圾是不对的,你看这个小女孩吃完的果皮应该扔哪儿?"鼓励小儿回答	小儿能正确回答或指出应该扔垃圾筐	
33 月龄	会穿鞋	主试者将小儿鞋脱下,鞋尖对着小儿,鼓励其穿上	小儿会穿进鞋并将鞋提上,不要求分左右	
	解扣子	出示娃娃,鼓励小儿解扣子,主试者应辅助小儿固定娃娃衣服	小儿会自己解开某一个扣子	

续表

婴幼儿月龄	测查项目	操作方法	测查通过要求	测评工具
36 月龄	懂得"饿了""冷了""累了"	主试者依次问："饿了怎么办？冷了怎么办？累了怎么办？"	小儿能正确回答 2 问或以上，如吃饭、穿衣、休息等	
	扣扣子	出示娃娃，鼓励小儿扣扣子，主试者应辅助小儿固定娃娃衣服	小儿能自己扣上娃娃的某个扣子	
42 月龄	会穿上衣 R	观察小儿是否会穿上衣	小儿无需大人帮忙，会穿上衣并将扣子扣好或拉锁拉好	
	吃饭之前为什么要洗手？	主试者问小儿："吃饭之前为什么要洗手？"	小儿能回答出原因"为避免生病"等	
48 月龄	会做集体游戏 R	观察或询问小儿能否做集体游戏	小儿能主动参加集体游戏，并能遵守游戏规则	
	分辨男女厕所	出示男女厕所标识图片，问小儿应该进哪个厕所，并提问："为什么？"	小儿能正确识别标志并用语言表达出性别意义	
54 月龄	懂得上午、下午	如在上午测试，主试者问①现在是上午还是下午？②太阳落山是在下午还是上午？ 如在下午测试，则主试者问①现在是下午还是上午？②太阳升起是在上午还是下午？	两问均回答正确	
	数手指	主试者问小儿一只手有几个手指，如答对，再问两只手有几个手指	小儿会心算出两手有 10 个手指	

婴幼儿月龄	测查项目	操作方法	测查通过要求	测评工具
60 月龄	你家住在哪里？	主试者问小儿："你家住在哪里？"或追问："你再说详细些，我怎么送你回家呢？"	小儿说出的住址可使他人较容易找到	
66 月龄	为什么要走人行横道？	主试者问小儿："过马路为什么要走人行横道？"	小儿能正确回答。为了安全，如怕被汽车撞了等	
	鸡在水中游	出示鸡在水中游图画，主试者问小儿画得对不对，如回答"不对"，问哪里画错了	小儿能正确回答鸡不能在水里游泳	
72 月龄	一年有哪 4 个季节？	主试者问小儿一年有哪 4 个季节	春、夏、秋、冬，顺序可以颠倒	
	认识标识	依次出示 2 组标识图片，问："哪一个是代表危险的标志？为什么？"	2 组图均正确指出危险的标志，并说对理由	
78 月龄	懂得星期几	主试者先告诉小儿今天是星期几，然后提问："请告诉我后天是星期几？明天是星期几？"	小儿均能正确说出	
	雨中看书	出示雨中看书图片，主试者问小儿画得对不对，如回答"不对"，问哪里画错了	小儿能正确回答下雨了，不能在雨里看书，会淋湿、生病、书湿了	
84 月龄	紧急电话	主试者分别问小儿火警、匪警（找警察帮助）、急救电话是多少？	小儿能正确回答出 2 种或以上电话号码	
	猫头鹰抓老鼠	出示猫头鹰抓老鼠图片，主试者问小儿画得对不对，如回答"不对"，问哪里画错了	小儿能正确回答猫头鹰白天睡觉，不会在白天出来抓老鼠	

注 1：标注上标 R 的项目表示该项目的表现可以通过询问家长获得。

注 2：标注上标 * 的项目表示该项目如果未通过需要引起注意。

六、发育商测评程序及结果

1. 测查工具

（1）评估量表：《0 岁～6 岁儿童发育行为评估量表》。

（2）辅助工具：主试者使用与测查量表配套的标准化测查工具箱，以及诊查床、围栏床、小桌、小椅、楼梯等测查工具。

2. 测查程序

（1）计算实际月龄

1）首先根据被试者的测查日期和出生日期计算出被试者是几岁几月几日，再把岁和日换算为月，以月龄为单位，月龄保留一位小数。

2）日换算成月为 30 天＝ 1.0 个月，岁换算成月为 1 岁＝ 12.0 个月。

（2）标记主测月龄：与实际月龄最接近的月龄段为主测月龄，在主测月龄前用△标记，主测月龄介于量表 2 个月龄段之间的，视较小月龄为主测月龄。早产儿也按照实际月龄进行标记，无需矫正月龄。

（3）测查启动与结束

1）主测月龄为启动月龄，先测查主测月龄的项目，无论主测月龄某一能区的项目是否通过，需分别向前和向后再测查 2 个月龄，共 5 个月龄的项目。

2）向前测查该能区连续 2 个月龄的项目均通过，则该能区的向前测查结束；若该能区向前连续 2 个月龄的项目有任何一项未通过，需继续往前测查，直到该能区向前的连续 2 个月龄的项目均通过为止。

3）从主测月龄向后测连续 2 个月龄的项目，若向后测查的该能区连续 2 个月龄的项目均不能通过，则该能区的向后测查结束；若该能区向后连续 2 个月龄的项目有任何一项通过，需继续往后测查，直到该能区向后的连续 2 个月龄的项目均不通过为止。

4）所有能区均应按照第四章第三节的要求进行测查。

（4）记录方式

测查通过的项目用〇表示；不通过的项目用 × 表示。

3. 结果计算

（1）各能区计分

1）1 ～ 12 月龄：每个能区 1.0 分。若只有 1 个测查项目，则该测查项目为 1.0 分；若有 2 个测查项目则各为 0.5 分。

2）15 ～ 36 月龄：每个能区 3.0 分。若只有 1 个测查项目，则该测查项目为 3.0 分；若有 2 个测查项目则各为 1.5 分。

3）42 ～ 84 月龄：每个能区 6.0 分。若只有 1 个测查项目，则该测查项目为 6.0 分；若有 2 个测查项目则各为 3.0 分。

（2）计算智龄

1）把连续通过的测查项目读至最高分（连续 2 个月龄通过则不再往前继续测，默认前面的全部通过），不通过的项目不计算，通过的项目（含默认通过的项目）分数逐项加上，为该能区的智龄。

（2）将五个能区所得分数相加，再除以 5 就是总的智龄，保留一位小数。

（3）计算发育商

$$发育商＝\frac{智龄}{实际年龄}×100$$

4. 发育商参考范围

发育商参考范围：＞ 130 为优秀；110 ～ 129 为良好；80 ～ 109 为中等；70 ～ 79 为临界偏低；＜ 70 为智力发育障碍。

5. 量表的使用

（1）测查环境应安静，光线明亮，4 岁以下儿童允许一位家长陪伴,4 岁及以上的儿童如伴有发育落后、沟通不利或者测查不配合的情况可有家长陪同。

（2）主试者应严格按照操作方法和测查通过要求进行操作，避免被试儿童家长暗示、启发、诱导。

（3）主试者应熟记操作方法和测查通过要求

（4）主试者的位置应正确，桌面应整洁，测查工具箱内的用具不应让被试儿童看到，用一件取一件，用完后放回。

（5）主试者应经过专业培训获得相关资质才能施测。

6. 结果解释

（1）应由受过专业培训的主试者结合儿童的综合情况对其发育行为水平予以解释和判断。

（2）主试者应恰当地向家长解释儿童发育行为水平，尤其是对于发育落后的儿童更要慎重。

实训三　发育商测量方法

一、以 1 岁婴幼儿为例

宇宇，男，1 岁，出生体重 2.5kg，不会积木对敲，不会爬，不会独站，无器质性疾病。请对其发育商进行测评。

（一）测量工具

纸、笔、小丸、瓶子。

（二）测量方法

1. 大运动测量

（1）1 岁独站稳：将小儿置于立位，待小儿站稳后松开双手，观察其站立情况。

通过标准：独自站立 10 秒或以上，允许身体轻微晃动。

（2）1 岁牵一手可走：主试者牵小儿一只手行走，不要用力，观察其行走情况，小儿自己迈步。

通过标准：牵一手能协调地移动双腿，至少向前迈 3 步。

（3）11 月龄独站片刻：将婴儿置于立位，待婴儿站稳后松开双手，观察其站立情况。

通过标准：婴儿能独自站立 2 秒或以上。

（4）11 月龄扶物下蹲取物：婴儿手扶围栏站立，不得倚靠。将玩具放在其脚边，鼓励婴儿下蹲取物。

通过标准：一手扶栏杆蹲下，用另一只手捡玩具，并能再站起来。

（5）10 月龄保护性支撑 *：主试者站立在床或桌边，由婴儿背后扶持其腋下抱起，然后快速做俯冲动作，观察婴儿反应。

通过标准：婴儿出现双手张开，向前伸臂，类似保护自己的动作。

（6）10 月龄自己坐起：将婴儿置于俯卧位，用玩具逗引，观察婴儿能否坐起。

通过标准：无需协助，婴儿能较协调地从俯卧位坐起，并坐稳。

（7）15 月龄独走自如：观察小儿走路的情况。

通过标准：小儿行走自如，不左右摇摆会控制步速，不惯性前冲。

（8）18 月龄扔球无方向：主试者示范过肩扔球，鼓励小儿照样做。

通过标准：小儿举手过肩扔球，可无方向。

2. 精细运动测量

（1）1 岁全掌握笔留笔道：主试者示范用笔在纸上画道，鼓励小儿模仿。

通过标准：小儿握笔在纸上留下笔道即可。

（2）1 岁试把小丸投小瓶：出示一小丸及 30mL 广口试剂瓶，主试者拿瓶，示范并指点小儿将小丸放入瓶内，鼓励小儿照样做。

通过标准：小儿捏住小丸试往瓶内投放，但不一定成功。

（3）11 月龄积木放入杯中：主试者示范将积木放入杯中，鼓励婴儿照样做。

通过标准：婴儿能有意识地将积木放入杯中并撒开手。

（4）10 月龄拇食指动作熟练：抱坐，将一小丸放在桌上，鼓励婴儿取。

通过标准：婴儿会用拇食指的指端协调、熟练且迅速地对捏起小丸。

（5）15 月龄自发乱画：主试者出示纸和笔，鼓励小儿画画。

通过标准：小儿能用笔在纸上自行乱画。

（6）15 月龄从瓶中拿到小丸：出示装有小丸的 30mL 广口试剂瓶，递给小儿，说"阿姨想要豆豆（小丸）怎么办"或"把豆豆给妈妈"。鼓励小儿将小丸取出，但不能说倒出。

通过标准：小儿能将小丸拿出或倒出。

（7）18 月龄模仿画道道：主试者示范用蜡笔画出一条道道，鼓励小儿模仿。

通过标准：小儿能画出道道，起止自如，方向不限。

3. 语言能力测量

（1）1 岁叫爸爸妈妈有所指：观察或询问小儿见到妈妈、爸爸时，是否会有意识并准确地叫出。

通过标准：小儿会主动地称呼爸爸或妈妈。

（2）1岁向他 / 她要东西知道给：将一玩具放入小儿手中，然后主试者或家长对小儿说"把某某东西给我"，不要伸手去拿，观察小儿反应。

通过标准：经要求，小儿把玩具主动递给主试者或家长，并主动松手。

（3）11月龄有意识地发一个字音 R：观察或询问婴儿有意识的发音情况。

通过标准：观察或询问，有意识并正确地发出相应的字音，如爸、妈、拿、走、姨、奶、汪汪等。

（4）11月龄懂得"不" R：婴儿取一玩具玩时，主试者说"不动""不拿"，不要做手势，观察或询问其反应。

通过标准：观察或询问，婴儿会停止拿取玩具的动作。

（5）10月龄模仿发语声 R：观察或询问婴儿是否会模仿"妈妈""爸爸""拿""走"等语音。

通过标准：观察或询问，婴儿能模仿发语声。

（6）15月龄会指眼耳鼻口手：主试者问小儿"眼在哪儿？""耳在哪儿？""鼻子在哪儿？"等，观察其反应。

通过标准：能正确指出3个或3个以上身体部位。

（7）15月龄说3～5个字 R：观察或询问小儿有意识讲话的情况。

通过标准：有意识地说3～5个字，妈、爸除外。

（8）18月龄懂得3个投向：请小儿把3块积木分别递给妈妈、阿姨、放在桌子上，妈妈、阿姨不能伸手要。

通过标准：小儿会正确地将积木送到要求的地方。

（9）18月龄说10个字词 R：观察或询问小儿有意识讲话的情况并记录。

通过标准：有意识说10个或以上单字或词，爸、妈除外。

4. 适应能力测量

（1）1岁盖瓶盖：瓶盖翻放在桌上，主试者示范将瓶盖盖在瓶上，鼓励小儿照样做。

通过标准：小儿会将瓶盖翻正后盖在瓶上。

（2）11月龄打开包积木的方巾：在婴儿注视下用方巾包起一积木，然后打开，再包上，鼓励婴儿找。

通过标准：婴儿有意识地打开包积木的方巾，寻找积木，成功将积木拿到手。

（3）11月龄模仿拍娃娃：主试者示范拍娃娃，鼓励婴儿照样做。

通过标准：婴儿学大人样子轻拍娃娃。

（4）10月龄拿掉扣积木杯玩积木：积木放在桌上，在婴儿注视下用杯子盖住积木，杯子的把手对着婴儿，鼓励婴儿取积木。

通过标准：婴儿能主动拿掉杯子，取出藏在杯子里面的积木。

（5）10月龄寻找盒内东西：在婴儿面前摇响装有硬币的盒，然后避开婴儿将硬币取出，给婴儿空盒，观察其反应。

通过标准：婴儿能明确地寻找盒内的硬币。

（6）15月龄翻书2次：主试者示范翻书，鼓励小儿照样做。

通过标准：做出翻书动作2次或以上。

（7）15月龄盖上圆盒：主试者示范将圆盒盖好，鼓励小儿照样做。

通过标准：小儿会将圆盒盖上，并盖严。

（8）18月龄积木搭高4块：示范搭高2块积木，推倒后一块一块出示积木，鼓励小儿搭高。

通过标准：小儿搭高4块积木或以上，三试一成。

（9）18月龄正放圆积木入型板：在型板圆孔下方放一圆积木，圆孔靠近小儿身体。主试者对小儿说："这是小朋友的家（指型板面而不是圆孔）请帮这个小朋友（指圆积木）找到自己的家。"不示范。

通过标准：不经指点，能正确将圆积木一次性放入孔内。

5. 社会行为测量

（1）1岁穿衣知配合：观察或询问成人给小儿穿衣时的配合情况。

通过标准：穿衣时小儿合作，会有伸手、伸腿等配合动作，不一定穿进去。

（2）1岁共同注意：观察或询问，对家长指示的某一场景或过程，小儿能否与家长一起关注。

通过标准：小儿有共同注意过程。

（3）11月龄会从杯中喝水[R]：观察或询问婴儿能否从成人拿的杯子里喝到水。

通过标准：观察或询问，婴儿能从杯中喝到水。

（4）11月龄会摘帽子：主试者将帽子戴在婴儿头上，观察其能否摘下帽子。

通过标准：婴儿能用单手或双手摘下帽子。

（5）10月龄懂得常见物及人名称：主试者问婴儿"妈妈在哪里""灯在哪里""阿姨在哪里"等人或物的名称，观察其反应。

通过标准：婴儿会用眼睛注视或指出2种或以上的人或物。

（6）10月龄按指令取东西：将娃娃、球和杯子并排放在婴儿双手可及的桌面上，鼓励婴儿按指令取其中的一件。

通过标准：婴儿能理解指令并成功拿对其中1种或以上物品。

（7）15月龄会脱袜子[R]：观察或询问小儿脱袜子的方法。

通过标准：观察或询问，小儿能正确且有意识地脱下袜子。

（8）18月龄白天能控制大小便[R]：观察或询问小儿大小便控制情况，或询问白天是否尿湿裤子。

通过标准：经人提醒或主动示意大小便白天基本不尿湿裤子。

（9）18月龄会用匙[R]：观察或询问小儿是否会自己用匙。

通过标准：小儿能自己用匙吃饭，允许少量遗洒。

（三）结果计算

1. 计算实际月龄

根据被试者的测查日期和出生日期计算出被试者是几岁几月零几日，再把岁和日换算为月，以月龄为单位，月龄保留一位小数，岁换算成月为 1 岁＝ 12.0 个月。

2. 标记主测月龄

与实际月龄最接近的月龄段为主测月龄，在主测月龄前用△标记，主测月龄介于量表 2 个月龄段之间的，视较小月龄为主测月龄。早产儿也按照实际月龄进行标记，无需矫正月龄。

3. 各能区计分

（1）1 ～ 12 月龄：每个能区 1.0 分。若只有 1 个测查项目，则该测查项目为 1.0 分；若有 2 个测查项目则各为 0.5 分。

（2）15 ～ 36 月龄：每个能区 3.0 分。若只有 1 个测查项目，则该测查项目为 3.0 分；若有 2 个测查项目则各为 1.5 分。

4. 计算智龄

（1）把连续通过的测查项目读至最高分（连续 2 个月龄通过则不再往前继续测，默认前面的全部通过），不通过的项目不计算，通过的项目（含默认通过的项目）分数逐项加上，为该能区的智龄。

（2）将五个能区所得分数相加，再除以 5 就是总的智龄，保留一位小数。

5. 计算发育商

$$发育商＝\frac{智龄}{实际年龄}×100$$

6. 发育商参考范围

发育商参考范围：＞ 130 为优秀；110 ～ 129 为良好；80 ～ 109 为中等；70 ～ 79 为临界偏低；＜ 70 为智力发育障碍。

二、以 2 岁婴幼儿为例

思思，女，2 岁。7 个月会独坐，9 个月不会拇食指对捏。现在会双足离地跳，会唱 2 句以上儿歌，不会一页一页翻书，会打招呼，无器质性疾病。请对其发育商进行测评。

（一）测量工具

小丸、瓶子、书本。

（二）测量方法

1. 大运动测量

（1）2 岁双足跳离地面：主试者示范双足同时离地跳起，鼓励小儿照样做。

通过标准：小儿会双足同时跳离地面，同时落地，2 次以上。

（2）21 月龄脚尖走 [R]：主试者示范用脚尖行走，鼓励小儿照样做。

通过标准：小儿能用脚尖连续行走 3 步以上，脚跟不得着地。

（3）21 月龄扶楼梯上楼：在楼梯上放一玩具，鼓励小儿上楼去取。

通过标准：小儿能扶楼梯扶手，熟练地上 3 阶以上台阶。

（4）18 月龄扔球无方向：主试者示范过肩扔球，鼓励小儿照样做。

通过标准：小儿举手过肩扔球，可无方向。

（5）27 月龄独自上楼：鼓励小儿不扶扶手上楼梯，可示范。

通过标准：不扶扶手，稳定地上楼梯 3 阶或以上。

（6）27 月龄独自下楼：鼓励小儿不扶扶手下楼梯，可示范。

通过标准：不扶扶手，稳定地下楼梯 3 阶或以上。

（7）30 月龄独脚站 2 秒：主试者示范用独脚站立，鼓励小儿照样做。

通过标准：小儿不扶任何物体可单脚站立 2 秒或以上。

2. 精细运动测量

（1）2 岁穿过扣眼后拉线：主试者示范用水晶线穿过扣眼，并将线拉出，鼓励小儿照样做。

通过标准：小儿能将水晶线穿过扣眼，并能将线拉出。

（2）21 月龄水晶线穿扣眼：主试者示范用水晶线穿过扣眼，鼓励小儿照样做。

通过标准：小儿能将水晶线穿过扣眼 0.5cm 以上。

（3）21 月龄模仿拉拉锁：示范拉拉锁，拉上、拉下各一次。主试者固定拉锁两端，鼓励小儿照样做。

通过标准：小儿能双手配合将锁头来回移动，超过全拉锁的一半。

（4）18 月龄模仿画道道：主试者示范用蜡笔画出一条方向道道，鼓励小儿模仿。

通过标准：小儿能画出道道，起止自如，方向不限。

（5）27 月龄模仿画竖道：主试者与小儿同向，示范画一垂直线，注意测查纸张放正，鼓励小儿模仿。

通过标准：小儿能画竖线，长度 > 2.5cm，所画线与垂直线的夹角应 < 30°。

（6）27 月龄对拉锁：出示打开的拉锁，示范将拉锁对好，鼓励小儿照样做。

通过标准：小儿能将拉锁头部分或全部插进锁孔。

（7）30 月龄穿扣子 3 ～ 5 个：主试者示范连续穿扣子 3 ～ 5 个，鼓励小儿照样做。

通过标准：小儿能较熟练穿扣子并拉过线 3 个或以上。

（8）30 月龄模仿搭桥：示范用下面 2 块、上面 1 块，共 3 块积木搭成有孔的桥并保留模型，鼓励小儿照样做。主试者不得提示桥孔。

通过标准：小儿能搭出有孔的桥。

3. 语言能力测量

（1）2 岁说 2 句以上诗或儿歌：鼓励小儿说唐诗或儿歌。

通过标准：小儿能自发或稍经提示开头后完整说出 2 句或以上唐诗或儿歌。

（2）2 岁说常见物用途（碗、笔、凳、球）：主试者分别提问小儿碗、笔、板凳、球的用途。

通过标准：小儿会说出 3 种或以上物品的用途。

（3）21 月龄回答简单问题：主试者问"这是什么（球）？""那是谁（带小儿者）？""爸爸干什么去了（上班）？"。

通过标准：小儿能正确回答。

（4）21 月龄说 3 ~ 5 个字的句子 [R]：观察或询问小儿有意识说话的情况。

通过标准：小儿能有意识地说出 3 ~ 5 个字的句子，有主谓语。

（5）18 月龄懂得 3 个投向：请小儿把 3 块积木分别递给妈妈、阿姨、放在桌子上，妈妈阿姨不能伸手要。

通过标准：小儿会正确地将积木送到要求的地方。

（6）18 月龄说 10 个字词 [R]：观察或询问小儿有意识讲话的情况并记录。

通过标准：有意识说 10 个或以上单字或词（爸、妈除外）。

（7）27 月龄说 7 ~ 10 个字的句子：主试者说一句话"星期天妈妈带我去公园"，可重复 1 遍，鼓励小儿复述。

通过标准：小儿能复述出 7 个字及以上，不影响句意表达。

（8）27 月龄理解指令：主试者对小儿说"请举举你的手"和"请抬抬你的脚"可重复指令 1 遍，但不能有示范的动作，观察小儿反应。

通过标准：小儿能按指令做出举手或抬脚动作。

（9）30 月龄说出图片 10 样：出示图片，依次指给小儿看，鼓励其说出图片名称。

通过标准：小儿能正确说出 10 样及以上记录。①北极熊。②树叶。③小鸡。④青蛙。⑤螳螂。⑥猕猴桃。⑦树。⑧房子。⑨雨伞。⑩壶。⑪铅笔。⑫钥匙。⑬打印机。⑭刀。⑮电脑。⑯管钳。⑰轮船。⑱毛笔和砚台。⑲国旗。⑳脚。㉑嘴唇。㉒步枪。㉓雪花。㉔中国结。

（10）30 月龄说自己名字：主试者问小儿："你叫什么名字？"

通过标准：小儿能正确回答自己的大名。

4. 适应能力测量

（1）2 岁一页页翻书：主试者示范一页页翻书，鼓励小儿照样做。

通过标准：小儿会用手捻书页，每次 1 页，连续翻书 3 页或以上。

（2）2 岁倒放圆积木入型板：在小儿能正放圆积木入型板的基础上，将型板倒转 180°，圆积木仍在原处，主试者对小儿说："这是小朋友的家（指型板），请帮这个小朋友（指圆积木）找到自己的家。"不示范。

通过标准：型板倒转后，小儿能正确将圆积木一次性放入圆孔内。

（3）21 月龄积木搭高 7 ~ 8 块：示范搭高 2 块积木，推倒后一块一块出示积木，鼓励小儿搭高。

通过标准：小儿搭高 7 ~ 8 块积木，三试一成。

（4）21 月龄知道红色：出示红、黄、蓝、绿 4 色图片，问小儿："哪个是红色？"

通过标准：小儿能在 4 色图片中正确指出红色。

（5）18月龄积木搭高4块：示范搭高2块积木，推倒后一块一块出示积木，鼓励小儿搭高。

通过标准：小儿搭高4块积木或以上，三试一成。

（6）18月龄正放圆积木入型板：在型板圆孔下方放一圆积木，圆孔靠近小儿身体。主试者对小儿说："这是小朋友的家（指型板面而不是圆孔）请帮这个小朋友（指圆积木）找到自己的家。"不示范。

通过标准：不经指点，能正确将圆积木一次性放入孔内。

（7）27月龄认识大小：主试者向小儿出示大小圆片，请小儿把大的给妈妈或阿姨。

通过标准：小儿会正确把大的给妈妈或阿姨，三试二成。

（8）27月龄正放型板：将圆、方、三角形3块积木放在与型板相应的孔旁，主试者对小儿说："这是小朋友的家（指型板），请帮这些小朋友（指3块积木）找到自己的家。"不示范。放置三角形积木方向要与型板一致。

通过标准：小儿能一次性正确放入相应孔内，仅等腰三角形可提示。

（9）30月龄知道1与许多：1块和数块积木分放两边，请小儿指出哪边是多的，再指另一边问："这是几个？"

通过标准：小儿先正确指出哪一边多，后回答"是1个"。

（10）30月龄倒放型板：在小儿正放3块积木入型板的基础上，将型板倒转180°，3块积木仍在原处，主试者对小儿说："这是小朋友的家（指型板），请帮这些小朋友（指3块积木）找到自己的家。"不示范。

通过标准：小儿能将积木一次性正确放入翻转后型板的相应孔内，仅等腰三角形可提示。

5. 社会行为测量

（1）2岁会打招呼：示范或不示范小儿见人打招呼。

通过标准：小儿会自发或模仿说"你好""再见"等。

（2）2岁问"这是什么？"[R]：观察或询问，小儿在见到某物时，是否能自发提问："这是什么？"

通过标准：小儿会自发提出问题，主动问："这是什么？"

（3）21月龄能表示个人需要[R]：观察或询问小儿是否会明确表示自己的需要。

通过标准：小儿会说出3种或以上的需要，如"吃饭""喝水""玩汽车上街"等，可伴手势。

（4）21月龄想象性游戏[R]：观察或询问小儿是否有想象性游戏，如假装给娃娃或动物玩具喂饭、盖被子、打针等。

通过标准：小儿有想象性游戏。

（5）18月龄白天能控制大小便[R]：观察或询问小儿大小便控制情况，或询问白天是否尿湿裤子。

通过标准：经人提醒或主动示意大小便，白天基本不尿湿裤子。

（6）18月龄会用匙[R]：观察或询问小儿是否会自己用匙。

通过标准：小儿能自己用匙吃饭，允许少量遗洒。

（7）27 月龄脱单衣或裤 ᴿ：观察或询问小儿是否会自己脱上衣或裤子。

通过标准：小儿不用帮忙，自己脱掉单衣或单裤。

（8）27 月龄开始有是非观念：主试者问小儿："打人对不对？"观察小儿的反应或回答。

通过标准：小儿摇头或说出不对。

（9）30 月龄来回倒水不洒：在一个无把儿的杯中注入 1/3 杯水，主试者示范将水倒入另一杯中，来回各倒 1 次，鼓励小儿照样做。

通过标准：小儿会将水来回倒 2 次，不洒水。

（10）30 月龄女孩看扔果皮图片：出示图片，问小儿："乱扔垃圾是不对的，你看这个小女孩吃完的果皮应该扔哪儿？"鼓励小儿回答。

通过标准：小儿能正确回答或指出应该扔垃圾筐。

（三）结果计算

1. 计算实际月龄

根据被试者的测查日期和出生日期计算出被试者是几岁几月零几日，再把岁和日换算为月，以月龄为单位，月龄保留一位小数，岁换算成月为 2 岁＝24.0 个月。

2. 标记主测月龄

与实际月龄最接近的月龄段为主测月龄，在主测月龄前用△标记，主测月龄介于量表 2 个月龄段之间的，视较小月龄为主测月龄。早产儿也按照实际月龄进行标记，无需矫正月龄

3. 各能区计分

15 ～ 36 月龄：每个能区 3.0 分。若只有 1 个测查项目，则该测查项目为 3.0 分；若有 2 个测查项目则各为 1.5 分。

4. 计算智龄

（1）把连续通过的测查项目读至最高分（连续 2 个月龄通过则不再往前继续测，默认前面的全部通过），不通过的项目不计算，通过的项目（含默认通过的项目）分数逐项加上，为该能区的智龄。

（2）将五个能区所得分数相加，再除以 5 就是总的智龄，保留一位小数。

5. 计算发育商

$$发育商＝\frac{智龄}{实际年龄}×100$$

6. 发育商参考范围

发育商参考范围：＞ 130 为优秀；110 ～ 129 为良好；80 ～ 109 为中等；70 ～ 79 为临界偏低；＜ 70 为智力发育障碍。

思考与练习

一、单项选择题

1. （　　　）月龄婴幼儿开始会爬。

　　A. 9　　　　　　B. 8　　　　　　C. 7　　　　　　D. 6

2. （　　　）月龄可以穿扣子 3 ～ 5 个。

　　A. 24　　　　　B. 30　　　　　C. 33　　　　　D. 20

3. （　　　）月龄会指眼耳鼻口手。

　　A. 15　　　　　B. 10　　　　　C. 9　　　　　　D. 8

二、多项选择题

1. 1 月龄婴幼儿适应能力发育标准有（　　　）。

　　A. 看黑白靶　　　　　　　　B. 眼跟红球过中线

　　C. 即刻注意大玩具　　　　　D. 眼跟红球上下移动

2. 12 月龄婴幼儿社会行为发育标准有（　　　）。

　　A. 会脱袜子

　　B. 白天能控制大小便

　　C. 穿衣知配合

　　D. 共同注意

三、案例题

亚亚，男，1 岁 10 个月，出生体重 2.52kg。7 个月不会主动伸手抓物，会独坐；9 个月不会拇食指对捏；1 岁不会积木对敲，会独站稳；21 个月可脚尖走。请问：

1. 亚亚发育商正常吗？哪些领域正常，哪些领域不正常？

2. 如何给亚亚测量发育商吗？

参考答案

一、单项选择题

1.A　2.B　3.A

二、多项选择题

1.AB　2.CD

三、案例题

1. 7 个月时大运动正常，精细动作不正常；9 个月时精细动作不正常；1 岁时适应能力不正常，大运动正常；21 个月时大运动发育正常。

2. 略

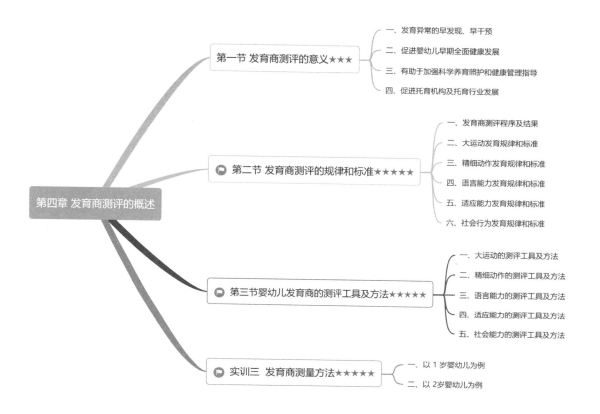

第五章　发育商测评注意事项

【学习目标】

1. 知识目标

（1）掌握婴幼儿发育商测评中的行为规范。

（2）熟悉婴幼儿发育商测评中的职业守则。

2. 能力目标

能够与婴儿有效互动，与家长良好沟通。

3. 素质目标

（1）热爱婴幼儿，热爱职业。

（2）具备认真负责的态度，尊重爱护婴幼儿。

案例导入

假设你是一名发育商测评师，你要对琪琪进行测评。他今年 6 岁了，是一个聪明、外向的孩子，但在集体中他总是表现得很沉默，不愿意参加合作活动。

你应该怎么和琪琪建立信任关系以及和他的家长沟通呢？

发育商测评可以评估婴幼儿生长发育，了解其在大运动、精细动作、语言、社会行为、适应能力方面的发展水平。这有助于家长和托育从业者了解婴幼儿的特点和需求，制定个性化的方案，促进其全面发展。

发育商测评需要从事评估和测量儿童在不同领域（大运动、精细动作、语言、社会行为、适应能力）发育水平的专业人员进行。这项工作的承担者称为发育商测评师，其职业守则及礼仪要求要符合婴幼儿的发展特点。

第一节　发育商测评师的职业守则

一、热爱儿童，爱岗敬业

爱岗敬业是爱岗与敬业的总称。爱岗和敬业，互为前提，相互支持，相辅相成。爱岗是敬业的基石，敬业是爱岗的升华。爱岗敬业指的是忠于职守的事业精神，这是职业道德的基础。爱岗就是热爱自己的工作岗位，热爱本职工作。敬业就是要用一种恭敬严肃的态度对待自己的工作。

热爱婴幼儿是发育商测评师爱岗敬业的基础，爱岗敬业也是社会主义职业道德最重要的体现。热爱婴幼儿必须了解儿童，掌握婴幼儿在不同年龄段的生理、发育和行为特点，根据婴幼儿的生长发育规律给予科学的教育和指导；热爱婴幼儿必须有爱心、耐心、诚心和责任心和同理心；热爱婴幼儿必须尊重婴幼儿，尊重婴幼儿生存和发展的权利，尊重婴幼儿的人格和自尊心，用平等和民主的态度对待每个婴幼儿，满足每个婴幼儿的合理要求。

发育商测评师面对的是尚未发育成熟的婴幼儿。他们的行为、情绪反复多变，语言表达能力、情绪控制能力都处于发展过程中。他们有时天真可爱，有时吵闹任性。发育商测评师要用爱心去体谅他们，理解他们是尚未成熟的孩子；用耐心安抚他们，给予更多的呵护；用责任心引导他们，帮助他们解决困难。

二、诚信服务，善于沟通

诚实守信是做人的根本，是中华民族的传统美德，也是优良的职业作风。发育商测评师是直接为婴幼儿、为家长、为社会提供服务的一种职业，所以必须用真诚的态度对待工作。不论对婴幼儿还是家长都要真诚相待，用诚实守信的道德品质赢得社会和家长的信任。

善于沟通是诚信服务的有效途径。发育商测评师的工作不仅要善于与婴幼儿沟通，还要指导家长，将科学育儿的理念和方法通过通俗易懂的语言传递给家长，提高家长科学育儿的水平和能力。所以，有较强的沟通表达能力是胜任发育商测评师工作的必备条件。

三、勤奋好学，钻研业务

发育商测评工作需要具备广泛的理论知识和专业标准的实操技能，涉及婴幼儿身心发展的理论、教育理论、婴幼儿保健等知识内容。每个婴幼儿都是一个独立的个体、每个个体在不同阶段的发展情况不同，所采用的引导方法不同；即使是相同年龄的婴幼儿，由于每个个体的遗传因素、家庭环境、接受教育的时间和程度不同，也存在较大的个体差异。发育商测评师需要勤奋好学、不断钻研，遵循年龄适宜和个体适宜的原则，以五大领域为发育商测评的参照标准，提高自己的业务水平。

第二节　发育商测评师的职业礼仪

一、发育商测评师的行为规范

（一）发育商测评师常用的手势规范

手势作为肢体语言的一种，能很直观地表示我们的情绪和态度，恰当的手势在发育商测评师与儿童进行沟通交流时也有一定的辅助作用，因此作为仪态的重要组成部分，手势应该正确使用，以下是一些常用的手势规范。

1."请"的手势（见图5-1）

（1）掌心朝上，掌面展平，与小臂基本保持在同一平面上。

（2）起势略呈上弧形划动，而后趋平，整个手势过程要流畅连贯。

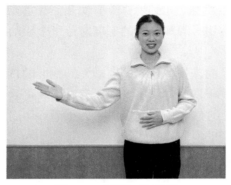

图5-1 "请"的手势

2."安静"的手势（见图5-2）

单手食指中间靠上部位轻贴唇边，其余四指虚握，不发声。

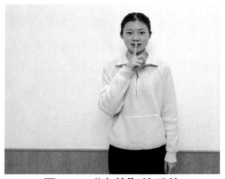

图5-2 "安静"的手势

3."称赞、夸奖"的手势（见图5-3）

大拇指向上竖起，其余四指屈向掌心，手臂由胸前抬起伸出，指肚朝向对象幼儿。

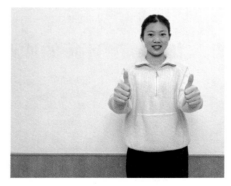

图5-3 "称赞、夸奖"的手势

4."拒绝、否定、制止"的手势（见图 5-4）

两臂前伸，肘部弯曲，小臂趋于水平，手掌竖直与小臂约成 90°，掌心朝前相向摇摆，并根据情绪反应的强弱程度表现摇摆的快慢。若用单臂时，手掌左右摇摆。

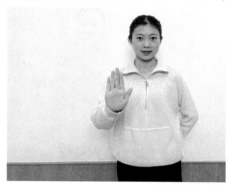

图 5-4　"拒绝、否定、制止"的手势

5."鼓掌"的手势（见图 5-5）

双手在胸前合十拍掌。

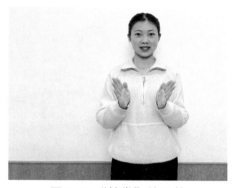

图 5-5　"鼓掌"的手势

6."停止"的手势（见图 5-6）

左手掌心朝下置于胸前，右手手掌垂直向上伸出，顶住左手掌心。

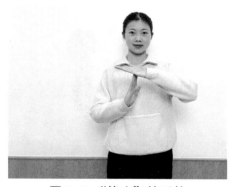

图 5-6　"停止"的手势

7. 表示"自己"的手势（见图 5-7）

掌心朝内放于胸前。

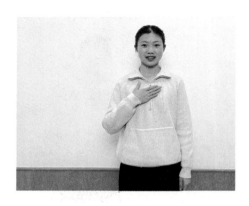

图 5-7 "自己"的手势

8. "倾听"的手势（见图 5-8）

单手掌心向前轻放耳后，大臂与身体夹角不小于 45°，耳朝向声源。

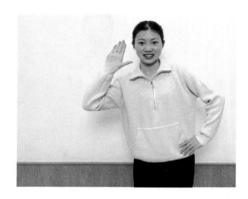

图 5-8 "倾听"的手势

9. "不见了"的手势（见图 5-9）

双手掌心朝外放于腰后两侧。

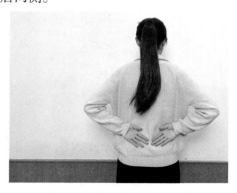

图 5-9 "不见了"的手势

10. "再见"的手势（见图 5-10）

手臂向上弯曲，五指自然伸展，指尖略高于肩，掌位靠近身体，掌心朝向对象，左右摇摆。

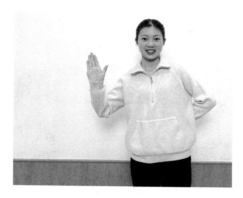

图 5-10 "再见"的手势

（二）发育商测评师表情、目光规范

表情是人的情绪状态的外在表现，表情在传达一个信息的时候，视觉信号占 55%、声音信号占 38%、文字信号占 7%。表情礼仪包括眼神礼仪、微笑礼仪。眼神是面部表情的核心。在交往时，眼神是一种真实的、储蓄的语言，从一个人的目光中，可以看到他的整个内心世界。一个良好的交际形象，目光是坦诚、亲切、友善、炯炯有神的。眼神的运用要注意时间、角度、部位、方式、变化 5 个方面。

发育商测评师在对儿童进行评估时更应该注重表情礼仪的规范，让孩子感受到我们的真诚，对我们产生信任感，这样能有利于测评的进行。以下介绍几种常用的表情、目光行为。

1. 微笑

6 ～ 8 颗牙齿的微笑，避免高分贝的开怀大笑（见图 5-11）。

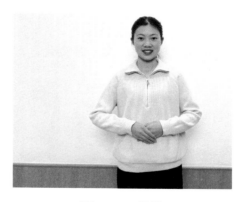

图 5-11 微笑

2. 鼓励、期待的目光

鼓励、期待的目光常用于对个体幼儿辅导时,目光投向幼儿的"工作"而非人。主要心态成分为肯定、勉励、鼓励、满怀希望、耐心、观察、等待、喜欢和爱。基础表情为内敛式微笑(见图 5–12)。

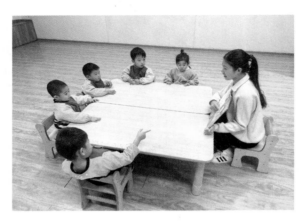

图 5–12　鼓励、期待的目光

3. 赞赏、鼓励的目光

赞赏、鼓励的目光用于幼儿有成就时的肯定鼓励,目光投向幼儿的"成果"。主要心态成分为欣赏、祝贺、肯定、希望、再接再厉、欣喜、爱抚。基础表情为开放式微笑。

4. 制止的目光

制止的目光用于制止幼儿的不当行动,目光投向幼儿的面部。主要心态成分为果断、无变更余地、期望停止、平静、严肃、关怀的爱;无埋怨、无怒、无微笑。

5. 目光定位

托育从业者的目光定位要明确投向说话的对象(给谁说),并随着对象的转换而转换定位。不要定位模糊,目光来回游移或言此而望彼。

6. 对怯生的幼儿

对怯生的幼儿要采用虚视,目光较散以减轻幼儿的压力,但决不要"不视"对象。

7. 较长时间交流时

在与某对象较长时间交流时眼神要轻松,要有所变化,不要死死盯着不动,使对方感到压抑。

8. 讲话时

不要不正视对方,不要目光游动躲闪。

（三）发育商测评师语言规范

语言是人类所特有的用来表达思想、交流情感、沟通信息的基本工具。它是一种特殊的社会现象,是由语音、词汇、语法构成的一定的系统。

对于发育商测评师而言,语言运用和表达能力体现着测评师的专业水准,影响儿童及其家长对测评师的信任度以及反映着测评师所在工作单位的总体精神文明状态，因此发育商测评师需要有良好的语言规范行为。

1. 声音

声音甜美，清脆，但不发假音。

2. 礼貌用语

邀请家长配合活动的时候是否用到"请"等诸多的礼貌用语。

3. 音量要求

（1）对 0 ～ 12 个月的婴幼儿约 60dB；13 ～ 36 个月的婴幼儿 60 ～ 65dB。

（2）根据讲话时的说听距离和教室空间以及人数、嘈杂情况等适当进行音量调控，以适应现实情况。不要出现猛然放大音量讲话，防止惊吓孩子。

4. 语速要求

（1）幼儿语言每分钟平均约 150 字。

（2）讲述语言每分钟平均约 170 字。

（3）生活语言随自然状态。

5. 音高要求

音高以中音区为主。

6. 音质要求

要使用共鸣音，避免用尖利、单薄的发音。

7. 语言方式

（1）面对幼儿说话时要使用幼化语言。

（2）面对集体家长时要使用讲述语言。

（3）面对个别家长时要使用生活语言（沟通、个别指导时应用）。

8. 语言组织

语言组织时，要突出关键词语，要简洁明了，有条理、有层次。

9. 呈现状态

呈现状态既要精神饱满，又要自然放松；既要有内在的激情动力，又要有柔美的语调节奏，语速既紧凑又从容。要避免两种情况：一是语言柔软无力，结构松散，语调平淡，缺乏表现力和热情；二是紧绷嗓门，声音僵直，或是语调高亢，像"一直行走在高原上"，缺乏自然放松和柔美。

二、师婴互动技巧

师婴互动技巧是指托育从业者与婴幼儿之间的有效沟通和互动方法。以下是一些常用的师婴互动技巧。

（一）眼神接触

与婴幼儿建立眼神接触，传递关注和善意的信号。

（二）肢体语言

运用自己的肢体语言，如微笑、张开双臂等，表达喜欢和接纳婴幼儿。

（三）指示引导

通过手势、点头、示意等方式，引导婴幼儿表现出某种行为或动作。

（四）亲密接触

适量的亲密接触，如抚摸、拥抱等，可以传递温暖和安全感。

（五）语音互动

使用亲切、温和的声音和婴幼儿对话，回应他们的 babbling（咿呀学语）。

（六）视觉互动

运用视觉刺激，如颜色、图形、动画等，吸引婴幼儿的注意力。

（七）游戏互动

通过各种游戏和互动活动，鼓励婴幼儿参与，促进他们的感知、运动和认知发展。

（八）情感支持

关注婴幼儿的情感需求，提供安全稳定的环境，帮助他们建立情感依恋，培养积极的情绪表达能力。

（九）模仿互动

模仿婴幼儿的声音、表情、动作等，建立互动联系，促进他们的学习和认知。

三、与家长沟通技巧

（一）建立良好的沟通氛围

在与家长沟通时，要保持友善、真诚和尊重的态度，让家长感受到你的关心和专业性。

（二）倾听家长的需求与关注

在对话中，要多倾听家长对婴幼儿发育的关注和需求，了解他们的期望和困惑，以便更好地进行沟通和交流。

（三）用简单明了的语言解释评估结果

在向家长解释评估结果时，要使用简单明了的语言，避免使用专业术语，让家长能够理解和接受评估结果。

（四）提供详细的评估报告和建议

向家长提供详细的评估报告和针对性的发育建议，帮助他们更好地了解孩子的发育状况和如何进行训练。

（五）强调家长在发育过程中的重要性

向家长强调他们在孩子发育中的关键角色，鼓励他们积极参与孩子的发育活动和干预计划，并给予积极的反馈和支持。

（六）回答家长的疑问和解答他们的担忧

对于家长提出的问题和担忧，要耐心回答并提供专业建议，帮助他们消除疑虑和担忧。

（七）尊重家长的意见和决策

尊重家长的意见和决策，不强制或强迫家长接受你的建议，而是通过合作和共识的方式，促进家庭和专业之间的合作。

思考与练习

一、多项选择题

1. 下面哪些属于指示引导（　　　）。

    A. 禁止手势　　　　　　　　B. 点头

    C. 摇头　　　　　　　　　　D. 示意

2. 下面哪些属于师婴互动技巧（　　　）。

    A. 眼神接触　　　　　　　　B. 肢体语言

    C. 语音互动　　　　　　　　D. 视觉互动

二、简答题

发育商测评师的职业守则有哪些？

三、案例题

雅雅，今年 1 岁了，性格活泼，爱做游戏，对她进行发育商测评时，请问：

1. 发育商测评师和雅雅互动可以运用哪些技巧呢？

2. 发育商测评师测评完和家长沟通时有哪些注意事项呢？

参考答案

一、多项选择题

1.ABCD　　2.ABCD

二、简答题

热爱儿童，爱岗敬业；诚信服务，善于沟通；勤奋好学，钻研业务。

三、案例题

1.游戏互动、肢体语言、眼神接触、语音互动等（言之有理即可）。

2.用简单明了的语言解释评估结果；提供详细的评估报告和建议；回答家长的疑问和解答他们的担忧；强调家长在发育过程中的重要性；尊重家长的意见和决策（言之有理即可）。

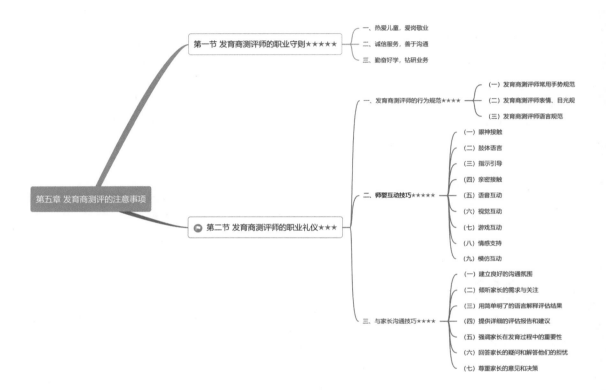

附 录

附表 1 0 ~ 3岁婴幼儿（男）体重标准值（百分位）

岁:月	月	L	M	S	百分位（体重，kg）										
					1	3	5	15	25	50	75	85	95	97	99
0:0	0	0.3487	3.3464	0.14602	2.3	2.5	2.6	2.9	3.0	3.3	3.7	3.9	4.2	4.3	4.6
0:1	1	0.2297	4.4709	0.13395	3.2	3.4	3.6	3.9	4.1	4.5	4.9	5.1	5.5	5.7	6.0
0:2	2	0.1970	5.5675	0.12385	4.1	4.4	4.5	4.9	5.1	5.6	6.0	6.3	6.8	7.0	7.4
0:3	3	0.1738	6.3762	0.11727	4.8	5.1	5.2	5.6	5.9	6.4	6.9	7.2	7.7	7.9	8.3
0:4	4	0.1553	7.0023	0.11316	5.4	5.6	5.8	6.2	6.5	7.0	7.6	7.9	8.4	8.6	9.1
0:5	5	0.1395	7.5105	0.11080	5.8	6.1	6.2	6.7	7.0	7.5	8.1	8.4	9.0	9.2	9.7
0:6	6	0.1257	7.9340	0.10958	6.1	6.4	6.6	7.1	7.4	7.9	8.5	8.9	9.5	9.7	10.2
0:7	7	0.1134	8.2970	0.10902	6.4	6.7	6.9	7.4	7.7	8.3	8.9	9.3	9.9	10.2	10.7
0:8	8	0.1021	8.6151	0.10882	6.7	7.0	7.2	7.7	8.0	8.6	9.3	9.6	10.3	10.5	11.1
0:9	9	0.0917	8.9014	0.10881	6.9	7.2	7.4	7.9	8.3	8.9	9.6	10.0	10.6	10.9	11.4
0:10	10	0.0820	9.1649	0.10891	7.1	7.5	7.7	8.2	8.5	9.2	9.9	10.3	10.9	11.2	11.8
0:11	11	0.0730	9.4122	0.10906	7.3	7.7	7.9	8.4	8.7	9.4	10.1	10.5	11.2	11.5	12.1
1:0	12	0.0644	9.6479	0.10925	7.5	7.8	8.1	8.6	9.0	9.6	10.4	10.8	11.5	11.8	12.4
1:1	13	0.0563	9.8749	0.10949	7.6	8.0	8.2	8.8	9.2	9.9	10.6	11.1	11.8	12.1	12.7
1:2	14	0.0487	10.0953	0.10976	7.8	8.2	8.4	9.0	9.4	10.1	10.9	11.3	12.1	12.4	13.0
1:3	15	0.0413	10.3108	0.11007	8.0	8.4	8.6	9.2	9.6	10.3	11.1	11.6	12.3	12.7	13.3
1:4	16	0.0343	10.5228	0.11041	8.1	8.5	8.8	9.4	9.8	10.5	11.3	11.8	12.6	12.9	13.6

岁：月	月	L	M	S	百分位（体重，kg）										
					1	3	5	15	25	50	75	85	95	97	99
1：5	17	0.0275	10.7319	0.11079	8.3	8.7	8.9	9.6	10.0	10.7	11.6	12.0	12.9	13.2	13.9
1：6	18	0.0211	10.9385	0.11119	8.4	8.9	9.1	9.7	10.1	10.9	11.8	12.3	13.1	13.5	14.2
1：7	19	0.0418	11.1430	0.11164	8.6	9.0	9.3	9.9	10.3	11.1	12.0	12.5	13.4	13.7	14.4
1：8	20	0.0087	11.3462	0.11211	8.7	9.2	9.4	10.1	10.5	11.3	12.2	12.7	13.6	14.0	14.7
1：9	21	0.0029	11.5486	0.11261	8.9	9.3	9.6	10.3	10.7	11.5	12.5	13.0	13.9	14.3	15.0
1：10	22	−0.0028	11.7504	0.11314	9.0	9.5	9.8	10.5	10.9	11.8	12.7	13.2	14.2	14.5	15.3
1：11	23	−0.0083	11.9514	0.11369	9.2	9.7	9.9	10.6	11.1	12.0	12.9	13.4	14.4	14.8	15.6
2：0	24	−0.0137	12.1515	0.11426	9.3	9.8	10.1	10.8	11.3	12.2	13.1	13.7	14.7	15.1	15.9
2：1	25	−0.0189	12.3502	0.11485	9.5	10.0	10.2	11.0	11.4	12.4	13.3	13.9	14.9	15.3	16.1
2：2	26	−0.0240	12.5466	0.11544	9.6	10.1	10.4	11.1	11.6	12.5	13.6	14.1	15.2	15.6	16.4
2：3	27	−0.0289	12.7401	0.11604	9.7	10.2	10.5	11.3	11.8	12.7	13.8	14.4	15.4	15.9	16.7
2：4	28	−0.0337	12.9303	0.11664	9.9	10.4	10 .7	11.5	12.0	12.9	14.0	14.6	15.7	16.1	17.0
2：5	29	−0.0385	13.1169	0.11723	10.0	10.5	10.8	11.6	12.1	13.1	14.2	14.8	15.9	16.4	17.3
2：6	30	−0.0431	13.3000	0.11781	10.1	10.7	11.0	11.8	12.3	13.3	14.4	15.0	16.2	16.6	17.5
2：7	31	−0.0476	13.4798	0.11839	10.3	10.8	11.1	11.9	12.4	13.5	14.6	15.2	16.4	16.9	17.8
2：8	32	−0.0520	13.6567	0.11896	10.4	10.9	11.2	12.1	12.6	13.7	14.8	15.5	16.6	17.1	18.0
2：9	33	−0.0564	13.8309	0.11953	10.5	11.1	11.4	12.2	12.8	13.8	15.0	15.7	16.9	17.3	18.3
2：10	34	−0.0606	14.0031	0.12008	10.6	11.2	11.5	12.4	12.9	14.0	15.2	15.9	17.1	17.6	18.6
2：11	35	−0.0648	14.1736	0.12062	10.7	11.3	11.6	12.5	13.1	14.2	15.4	16.1	17.3	17.8	18.8
3：0	36	−0.0689	14.3429	0.12116	10.8	11.4	11.8	12.7	13.2	14.3	15.6	16.3	17.5	18.0	19.1

附表 2　0 ~ 3 岁婴幼儿（男）体重标准值（Z 评分）

岁：月	月	L	M	S	Z 评分（体重，kg）						
					−3SD	−2SD	−1SD	Median	1SD	2SD	3SD
0：0	0	0.3487	3.3464	0.14602	2.1	2.5	2.9	3.3	3.9	4.4	5.0
0：1	1	0.2297	4.4709	0.13395	2.9	3.4	3.9	4.5	5.1	5.8	6.6
0：2	2	0.1970	5.5675	0.12385	3.8	4.3	4.9	5.6	6.3	7.1	8.0
0：3	3	0.1738	6.3762	0.11727	4.4	5.0	5.7	6.4	7.2	8.0	9.0
0：4	4	0.1553	7.0023	0.11316	4.9	5.6	6.2	7.0	7.8	8.7	9.7
0：5	5	0.1395	7.5105	0.11080	5.3	6.0	6.7	7.5	8.4	9.3	10.4
0：6	6	0.1257	7.9340	0.10958	5.7	6.4	7.1	7.9	8.8	9.8	10.9
0：7	7	0.1134	8.2970	0.10902	5.9	6.7	7.4	8.3	9.2	10.3	11.4
0：8	8	0.1021	8.6151	0.10882	6.2	6.9	7.7	8.6	9.6	10.7	11.9
0：9	9	0.0917	8.9014	0.10881	6.4	7.1	8.0	8.9	9.9	11.0	12.3
0：10	10	0.0820	9.1649	0.10891	6.6	7.4	8.2	9.2	10.2	11.4	12.7
0：11	11	0.0730	9.4122	0.10906	6.8	7.6	8.4	9.4	10.5	11.7	13.0
1：0	12	0.0644	9.6479	0.10925	6.9	7.7	8.6	9.6	10.8	12.0	13.3
1：1	13	0.0563	9.8749	0.10949	7.1	7.9	8.8	9.9	11.0	12.3	13.7
1：2	14	0.0487	10.0953	0.10976	7.2	8.1	9.0	10.1	11.3	12.6	14.0
1：3	15	0.0413	10.3108	0.11007	7.4	8.3	0.2	10.3	11.5	12.8	14.3
1：4	16	0.0343	10.5228	0.11041	7.5	8.4	9.4	10.5	11.7	13.1	14.6
1：5	17	0.0275	10.7319	0.11079	7.7	8.6	9.6	10.7	12.0	13.1	14.9
1：6	18	0.0211	10.9385	0.11119	7.8	8.8	9.8	10.9	12.2	13.7	15.3
1：7	19	0.0148	11.1430	0.11164	8.0	8.9	10.0	11.1	12.5	13.9	15.6
1：8	20	0.0087	11.3462	0.11211	8.1	9.1	10.1	11.3	12.7	14.2	15.9
1：9	21	0.0029	11.5486	0.11261	8.2	9.2	10.3	11.5	12.9	14.5	16.2
1：10	22	−0.0028	11.7504	0.11314	8.4	9.4	10.5	11.8	13.2	14.7	16.5
1：11	23	−0.0083	11.9514	0.11369	8.5	9.5	10.7	12.0	13.4	15.0	16.8
2：0	24	−0.0137	12.1515	0.11426	8.6	9.7	10.8	12.2	13.6	15.3	17.1
2：1	25	−0.0189	12.3502	0.11485	8.8	9.8	11.0	12.4	13.9	15.5	17.5

岁：月	月	L	M	S	Z 评分（体重，kg）						
					−3SD	−2SD	−1SD	Median	1SD	2SD	3SD
2：2	26	−0.0240	12.5466	0.11544	8.9	10.0	11.2	12.5	14.1	15.8	17.8
2：3	27	−0.0289	12.7401	0.11604	9.0	10.1	11.3	12.7	14.3	16.1	18.1
2：4	28	−0.0337	12.9303	0.11664	9.1	10.2	11.5	12.9	14.5	16.3	18.4
2：5	29	−0.0385	13.1169	0.11723	9.2	10.4	11.7	13.1	14.8	16.9	18.7
2：6	30	−0.0431	13.3000	0.11781	9.4	10.5	11.8	13.3	15.0	17.1	19.0
2：7	31	−0.0476	13.4798	0.11839	9.5	10.7	12.0	13.5	15.2	17.4	19.3
2：8	32	−0.0520	13.6567	0.11896	9.6	10.8	12.1	13.7	15.1	17.6	19.6
2：9	33	−0.0564	13.8309	0.11953	9.7	10.9	12.3	13.8	15.5	17.8	19.9
2：10	34	−0.0606	14.0031	0.12008	9.8	11.0	12.4	14.0	15.8	18.1	20.0
2：11	35	−0.0648	14.1736	0.12062	9.9	11.2	12.6	14.2	16.0	18.3	20.4
3：0	36	−0.0689	14.3429	0.12116	10.0	11.3	12.7	14.3	16.2	18.6	20.7

附表 3　0 ~ 3 岁婴幼儿（女）体重标准值（百分位）

岁：月	月	L	M	S	百分位（体重，kg）										
					1	3	5	15	25	50	75	85	95	97	99
0：0	0	0.3809	3.2322	0.14171	2.3	2.4	2.5	2.8	2.9	3.2	3.6	3.7	4.0	4.2	4.4
0：1	1	0.1714	4.1873	0.13724	3.0	3.2	3.3	3.6	3.8	4.2	4.6	4.8	5.2	5.4	5.7
0：2	2	0.0962	5.1282	0.13000	3.8	4.0	4.1	4.5	4.7	5.1	5.6	5.9	6.3	6.5	6.9
0：3	3	0.0402	5.8458	0.12619	4.4	4.6	4.7	5.1	5.4	5.8	6.4	6.7	7.2	7.4	7.8
0：4	4	−0.0050	6.4237	0.12402	4.8	5.1	5.2	5.6	5.9	6.4	7.0	7.3	7.9	8.1	8.6
0：5	5	−0.0430	6.8985	0.12274	5.2	5.5	5.6	6.1	6.4	6.9	7.5	7.8	8.4	8.7	9.2
0：6	6	−0.0756	7.2970	0.12204	5.5	5.8	6.0	6.4	6.7	7.3	7.9	8.3	8.9	9.2	9.7
0：7	7	−0.1039	7.6422	0.12178	5.8	6.1	6.3	6.7	7.0	7.6	8.3	8.7	9.4	9.6	10.2
0：8	8	−0.1288	7.9487	0.12181	6.0	6.3	6.5	7.0	7.3	7.9	8.6	9.0	9.7	10.0	10.6
0：9	9	−0.1507	8.2254	0.12199	6.2	6.6	6.8	7.3	7.6	8.2	8.9	9.3	10.1	10.4	11.0
0：10	10	−0.1700	8.4800	0.12223	6.4	6.8	7.0	7.5	7.8	8.5	9.2	9.6	10.4	10.7	11.3
0：11	11	−0.1872	8.7192	0.12247	6.6	7.0	7.2	7.7	8.0	8.7	9.5	9.9	10.7	11.0	11.7

续表

岁:月	月	L	M	S	百分位（体重，kg）										
					1	3	5	15	25	50	75	85	95	97	99
1:0	12	−0.2024	8.9481	0.12268	6.8	7.1	7.3	7.9	8.2	8.9	9.7	10.2	11.0	11.3	12.0
1:1	13	−0.2158	9.1699	0.12283	6.9	7.3	7.5	8.1	8.4	9.2	10.0	10.4	11.3	11.6	12.3
1:2	14	−0.2278	9.3870	0.12294	7.1	7.5	7.7	8.3	8.6	9.4	10.2	10.7	11.5	11.9	12.6
1:3	15	−0.2384	9.6008	0.12299	7.3	7.7	7.9	8.5	8.8	9.6	10.4	10.9	11.8	12.2	12.9
1:4	16	−0.2478	9.8124	0.12303	7.4	7.8	8.1	8.7	9.0	9.8	10.7	11.2	12.1	12.5	13.2
1:5	17	−0.2562	10.0226	0.12306	7.6	8.0	8.2	8.8	9.2	10.0	10.9	11.4	12.3	12.7	13.5
1:6	18	−0.2637	10.2315	0.12309	7.8	8.2	8.4	9.0	9.4	10.2	11.1	11.6	12.6	13.0	13.8
1:7	19	−0.2703	10.4393	0.12315	7.9	8.3	8.6	9.2	9.6	10.4	11.4	11.9	12.9	13.3	14.1
1:8	20	−0.2762	10.6464	0.12323	8.1	8.5	8.7	9.4	9.8	10.6	11.6	12.1	13.1	13.5	14.4
1:9	21	−0.2815	10.8534	0.12335	8.2	8.7	8.9	9.6	10.0	10.9	11.8	12.4	13.4	13.8	14.6
1:10	22	−0.2862	11.0608	0.12350	8.4	8.8	9.1	9.8	10.2	11.1	12.0	12.6	13.6	14.1	14.9
1:11	23	−0.2903	11.2688	0.12369	8.5	9.0	9.2	9.9	10.4	11.3	12.3	12.8	13.9	14.3	15.2
2:0	24	−0.2941	11.4775	0.12390	8.7	9.2	9.4	10.1	10.6	11.5	12.5	13.1	14.2	14.6	15.5
2:1	25	−0.2975	11.6864	0.12414	8.9	9.3	9.6	10.3	10.8	11.7	12.7	13.3	14.4	14.9	15.8
2:2	26	−0.3005	11.8947	0.12441	9.0	9.5	9.8	10.5	10.9	11.9	12.9	13.6	14.7	15.2	16.1
2:3	27	−0.3032	12.1015	0.12472	9.2	9.6	9.9	10.7	11.1	12.1	13.2	13.8	15.0	15.4	16.4
2:4	28	−0.3057	12.3059	0.12506	9.3	9.8	10.1	10.8	11.3	12.3	13.4	14.0	15.2	15.7	16.7
2:5	29	−0.3080	12.5073	0.12545	9.5	10.0	10.2	11.0	11.5	12.5	13.6	14.3	15.5	16.0	17.0
2:6	30	−0.3101	12.7055	0.12587	9.6	10.1	10.4	11.2	11.7	12.7	13.8	14.5	15.7	16.2	17.3
2:7	31	−0.3120	12.9006	0.12633	9.7	10.3	10.5	11.3	11.9	12.9	14.1	14.7	16.0	16.5	17.6
2:8	32	−0.3138	13.0930	0.12683	9.9	10.4	10.7	11.5	12.0	13.1	14.3	15.0	16.2	16.8	17.8
2:9	33	−0.3155	13.2837	0.12737	10.0	10.5	10.8	11.7	12.2	13.3	14.5	15.2	16.5	17.0	18.1
2:10	34	−0.3171	13.4731	0.12794	10.1	10.7	11.0	11.8	12.4	13.5	14.7	15.4	16.8	17.3	18.4
2:11	35	−0.3186	13.6618	0.12855	10.3	10.8	11.1	12.0	12.5	13.7	14.9	15.7	17.0	17.6	18.7
3:0	36	−0.3201	13.8503	0.12919	10.4	11.0	11.3	12.1	12.7	13.9	15.1	15.9	17.3	17.8	19.0

附表4　0～3岁婴幼儿（女）体重标准值（Z评分）

岁：月	月	L	M	S	Z评分（体重，kg）						
					−3SD	−2SD	−1SD	Median	1SD	2SD	3SD
0：0	0	0.3809	3.2322	0.14171	2.0	2.4	2.8	3.2	3.7	4.2	4.8
0：1	1	0.1714	4.1873	0.13724	2.7	3.2	3.6	4.2	4.8	5.5	6.2
0：2	2	0.0962	5.1282	0.13000	3.4	3.9	4.5	5.1	5.8	6.6	7.5
0：3	3	0.0402	5.8458	0.12619	4.0	4.5	5.2	5.8	6.6	7.5	8.5
0：4	4	−0.0050	6.4237	0.12402	4.4	5.0	5.7	6.4	7.3	8.2	9.3
0：5	5	−0.0430	6.8985	0.12274	4.8	5.4	6.1	6.9	7.8	8.8	10.0
0：6	6	−0.0756	7.2970	0.12204	5.1	5.7	6.5	7.3	8.2	9.3	10.6
0：7	7	−0.1039	7.6422	0.12178	5.3	6.0	6.8	7.6	8.6	9.8	11.1
0：8	8	−0.1288	7.9787	0.12181	5.6	6.3	7.0	8.9	9.0	10.2	11.6
0：9	9	−0.1507	8.2254	0.12199	5.8	6.5	7.3	8.2	9.3	10.5	12.0
0：10	10	−0.1700	8.4800	0.12223	5.9	6.7	7.5	8.5	9.6	10.9	12.4
0：11	11	−0.1872	8.7192	0.12247	6.1	6.9	7.7	8.7	9.9	11.2	12.8
1：0	12	−0.2024	8.9481	0.12268	6.3	7.0	7.9	8.9	10.1	11.5	13.1
1：1	13	−0.2158	9.1699	0.12283	6.4	7.2	8.1	9.2	10.4	11.8	13.5
1：2	14	−0.2278	9.3870	0.12294	6.6	7.4	8.3	9.4	10.6	12.1	13.8
1：3	15	−0.2384	9.6008	0.12299	6.7	7.6	8.5	0.6	10.9	12.4	14.1
1：4	16	−0.2478	9.8124	0.12303	6.9	7.7	8.7	9.8	11.1	12.6	14.5
1：5	17	−0.2562	10.0226	0.12306	7.0	7.9	8.9	10.0	11.4	12.9	14.8
1：6	18	−0.2637	10.2315	0.12309	7.2	8.1	9.1	10.2	11.6	13.2	15.1
1：7	19	−0.2703	10.4393	0.12315	7.3	8.2	9.2	10.4	11.8	13.5	15.4
1：8	20	−0.2762	10.6464	0.12323	7.5	8.4	9.4	10.6	12.1	13.7	15.7
1：9	21	−0.2815	10.8534	0.12335	7.6	8.6	9.6	10.9	12.3	14.0	16.0
1：10	22	−0.2862	11.0608	0.12350	7.8	8.7	9.8	11.1	12.5	14.3	16.4
1：11	23	−0.2903	11.2688	0.12369	7.9	8.9	10.0	11.3	12.8	14.6	16.7
2：0	24	−0.2941	11.4775	0.12390	8.1	9.0	10.2	11.5	13.0	14.8	17.0
2：1	25	−0.0189	12.3502	0.11485	8.8	9.8	11.0	12.4	13.9	15.5	17.5

岁：月	月	L	M	S	Z 评分（体重，kg）						
					−3SD	−2SD	−1SD	Median	1SD	2SD	3SD
2：2	26	−0.0240	12.5466	0.11544	8.9	10.0	11.2	12.5	14.1	15.8	17.8
2：3	27	−0.0289	12.7401	0.11604	9.0	10.1	11.3	12.7	14.3	16.1	18.1
2：4	28	−0.0337	12.9303	0.11664	9.1	10.2	11.5	12.9	14.5	16.3	18.4
2：5	29	−0.0385	13.1169	0.11723	9.2	10.4	11.7	13.1	14.8	16.6	18.7
2：6	30	−0.0431	13.3000	0.11781	9.4	10.5	11.8	13.3	15.0	16.9	19.0
2：7	31	−0.0476	13.4798	0.11839	9.5	10.7	12.0	13.5	15.2	17.1	19.3
2：8	32	−0.0520	13.6567	0.11896	9.6	10.8	12.1	13.7	15.1	17.4	19.6
2：9	33	−0.0564	13.8309	0.11953	9.7	10.9	12.3	13.8	15.6	17.6	19.9
2：10	34	−0.0606	14.0031	0.12008	9.8	11.0	12.4	14.0	15.8	17.8	20.2
2：11	35	−0.0648	14.1736	0.12062	9.9	11.2	12.6	14.2	16.0	18.1	20.4
3：0	36	−0.0689	14.3429	0.12116	10.0	11.3	12.7	14.3	16.2	18.3	20.7

附表5　0～3岁婴幼儿（男）身长标准值（百分位）

岁：月	月	L	M	S	SD	百分位（身长，cm）										
						1	3	5	15	25	50	75	85	95	97	99
0：0	0	1	49.8842	0.03795	1.8931	45.5	46.3	46.8	47.9	48.6	49.9	51.2	51.8	53.0	53.4	54.3
0：1	1	1	54.7244	0.03557	1.9465	50.2	51.1	51.5	52.7	53.4	54.7	56.0	56.7	57.9	58.4	59.3
0：2	2	1	58.4249	0.03424	2.0005	53.8	54.7	55.1	56.4	57.1	58.4	59.8	60.5	61.7	62.2	63.1
0：3	3	1	61.4292	0.03328	2.0444	56.7	57.6	58.1	59.3	60.1	61.4	62.8	63.5	64.8	65.3	66.2
0：4	4	1	63.8860	0.03257	2.0808	59.0	60.0	60.5	61.7	62.5	63.9	65.3	66.0	67.3	67.8	68.7
0：5	5	1	65.9026	0.03204	2.1115	61.0	61.9	62.4	63.7	64.5	65.9	67.3	68.1	69.4	69.9	70.8
0：6	6	1	67.6236	0.03165	2.1403	62.6	63.6	64.1	65.4	66.2	67.6	69.1	69.8	71.1	71.6	72.6
0：7	7	1	69.1645	0.03139	2.1711	64.1	65.1	65.6	66.9	67.7	69.2	70.6	71.4	72.7	73.2	74.2
0：8	8	1	70.5994	0.03124	2.2055	65.5	66.5	67.0	68.3	69.1	70.6	72.1	72.9	74.2	74.7	75.7
0：9	9	1	71.9687	0.03117	2.2433	66.8	67.7	68.3	69.6	70.5	72.0	73.5	74.3	75.7	76.2	77.2
0：10	10	1	73.2812	0.03118	2.2849	68.0	69.0	69.5	70.9	71.7	73.3	74.8	75.6	77.0	77.6	78.6
0：11	11	1	74.5388	0.03125	2.3293	69.1	70.2	70.7	72.1	73.0	74.5	76.1	77.0	78.4	78.9	80.0

岁:月	月	L	M	S	SD	百分位（身长，cm）										
						1	3	5	15	25	50	75	85	95	97	99
1:0	12	1	75.7488	0.03137	2.3762	70.2	71.3	71.8	73.3	74.1	75.7	77.4	78.2	79.7	80.2	81.3
1:1	13	1	76.9186	0.03154	2.4260	71.3	72.4	72.9	74.4	75.3	76.9	78.6	79.4	80.9	81.5	82.6
1:2	14	1	78.0497	0.03174	2.4773	72.3	73.4	74.0	75.5	76.4	78.0	79.7	80.6	82.1	82.7	83.8
1:3	15	1	79.1458	0.03197	2.5303	73.3	74.4	75.0	76.5	77.4	79.1	80.9	81.8	83.3	83.9	85.0
1:4	16	1	80.2113	0.03222	2.5844	74.2	75.4	76.0	77.5	78.5	80.2	82.0	82.9	84.5	85.1	86.2
1:5	17	1	81.2487	0.03250	2.6406	75.1	76.3	76.9	78.5	79.5	81.2	83.0	84.0	85.6	86.2	87.4
1:6	18	1	82.2587	0.03279	2.6973	76.0	77.2	77.8	79.5	80.4	82.3	84.1	85.1	86.7	87.3	88.5
1:7	19	1	83.2418	0.03310	2.7553	76.8	78.1	78.7	80.4	81.4	83.2	85.1	86.1	87.8	88.4	89.7
1:8	20	1	84.1996	0.03342	2.8140	77.7	78.9	79.6	81.3	82.3	84.2	86.1	87.1	88.8	89.5	90.7
1:9	21	1	85.1348	0.03376	2.8742	78.4	79.7	80.4	82.2	83.2	85.1	87.1	88.1	89.9	90.5	91.8
1:10	22	1	86.0477	0.03410	2.9342	79.2	80.5	81.2	83.0	84.1	86.0	88.0	89.1	90.9	91.6	92.9
1:11	23	1	86.9410	0.03445	2.9951	80.0	81.3	82.0	83.8	84.9	86.9	89.0	90.0	91.9	92.6	93.9
2:0	24	1	87.8161	0.03479	3.0551	80.7	82.1	82.8	84.6	85.8	87.8	89.9	91.0	92.8	93.6	94.9
2:0	24	1	87.1161	0.03507	3.0551	80.0	81.4	82.1	83.9	85.1	87.1	89.2	90.3	92.1	92.9	94.2
2:1	25	1	87.9720	0.03542	3.1160	80.7	82.1	82.8	84.7	85.9	88.0	90.1	91.2	93.1	93.8	95.2
2:2	26	1	88.8065	0.03576	3.1757	81.4	82.8	83.6	85.5	86.7	88.8	90.9	92.1	94.0	94.8	96.2
2:3	27	1	89.6197	0.03610	3.2353	82.1	83.5	84.3	86.3	87.4	89.6	91.8	93.0	94.9	95.7	97.1
2:4	28	1	90.4120	0.03642	3.2928	82.8	84.2	85.0	87.0	88.2	90.4	92.6	93.8	95.8	96.6	98.1
2:5	29	1	91.1828	0.03674	3.3501	83.4	84.9	85.7	87.7	88.9	91.2	93.4	94.7	96.7	97.5	99.0
2:6	30	1	91.9327	0.03704	3.4052	84.0	85.5	86.3	88.4	89.6	91.9	94.2	95.5	97.5	98.3	99.9
2:7	31	1	92.6631	0.03733	3.4591	84.6	86.2	87.0	89.1	90.3	92.7	95.0	96.2	98.4	99.2	100.7
2:8	32	1	93.3753	0.03761	3.5118	85.2	86.8	87.6	89.7	91.0	93.4	95.7	97.0	99.2	100.0	101.5
2:9	33	1	94.0711	0.03787	3.5625	85.8	87.4	88.2	90.4	91.7	94.1	96.5	97.8	99.9	100.8	102.4
2:10	34	1	94.7532	0.03812	3.6120	86.4	88.0	88.8	91.0	92.3	94.8	97.2	98.5	100.7	101.5	103.2
2:11	35	1	95.4236	0.03836	3.6604	86.9	88.5	89.4	91.6	93.0	95.4	97.9	99.2	101.4	102.3	103.9
3:0	36	1	96.0835	0.03858	3.7069	87.5	89.1	90.0	92.2	93.6	96.1	98.6	99.9	102.2	103.1	104.7

附表 6　0 ~ 3 岁婴幼儿（男）身长标准值（Z 评分）

岁：月	月	L	M	S	SD	Z 评分（身长，cm）						
						−3SD	−2SD	−1SD	Median	1SD	2SD	3SD
0：0	0	1	49.8842	0.03795	1.8931	44.2	46.1	48.0	49.9	51.8	53.7	55.6
0：1	1	1	54.7244	0.03557	1.9465	48.9	50.8	52.8	54.7	56.7	58.6	60.6
0：2	2	1	58.4249	0.03424	2.0005	52.4	54.4	56.4	58.4	60.4	62.4	64.4
0：3	3	1	61.4292	0.03328	2.0444	55.3	57.3	59.4	61.4	63.5	65.5	67.6
0：4	4	1	63.8860	0.03257	2.0808	57.6	59.7	61.8	63.9	66.0	68.0	70.1
0：5	5	1	65.9026	0.03204	2.1115	59.6	61.7	63.8	65.9	68.0	70.1	72.2
0：6	6	1	67.6236	0.03165	2.1403	61.2	63.3	65.5	67.6	69.8	71.9	74.0
0：7	7	1	69.1645	0.03139	2.1711	62.7	64.8	67.0	69.2	71.3	73.5	75.7
0：8	8	1	70.5994	0.03124	2.2055	64.0	65.2	68.4	70.6	72.8	75.0	77.2
0：9	9	1	71.9687	0.03117	2.2433	65.2	67.5	69.7	72.0	74.2	76.5	78.7
0：10	10	1	73.2812	0.03118	2.2849	66.4	68.7	71.0	73.3	75.6	77.9	80.1
0：11	11	1	74.5388	0.03125	2.3293	67.6	69.9	72.2	74.5	76.9	79.2	81.5
1：0	12	1	75.7488	0.03137	2.3762	68.6	71.0	73.4	75.7	78.1	80.5	82.9
1：1	13	1	76.9185	0.03154	2.4620	69.6	72.1	74.5	76.9	79.3	81.8	84.2
1：2	14	1	78.0497	0.03174	2.4773	70.6	73.1	75.6	78.0	80.5	83.0	85.5
1：3	15	1	79.1458	0.03197	2.5303	71.6	74.1	76.5	79.1	81.7	84.2	86.7
1：4	16	1	80.2113	0.03222	2.5844	72.5	75.0	77.6	80.2	82.8	85.4	88.0
1：5	17	1	81.2487	0.03250	2.6406	73.3	76.0	78.6	81.2	83.9	86.5	89.2
1：6	18	1	82.2587	0.03279	2.6973	74.2	76.9	79.6	82.3	85.0	87.7	90.4
1：7	19	1	83.2418	0.03310	2.7553	75.0	77.7	80.5	83.2	86.0	88.8	91.5
1：8	20	1	84.1996	0.03342	2.8140	75.8	78.6	81.4	84.2	87.0	89.8	92.6
1：9	21	1	85.1348	0.03376	2.8742	76.5	79.4	82.3	85.1	88.0	90.9	93.8
1：10	22	1	86.0477	0.03410	2.9342	77.2	80.2	83.1	86.0	89.0	91.9	94.9
1：11	23	1	86.9410	0.03445	2.9951	78.0	81.0	83.9	86.9	89.9	92.9	95.9
2：0	24	1	87.8161	0.03479	3.0551	78.7	81.7	84.8	87.8	90.9	93.9	97.0
2：0	24	1	87.1161	0.03507	3.0551	78.0	81.0	84.1	87.1	90.2	93.2	96.3

岁：月	月	L	M	S	SD	Z 评分（身长，cm）						
						−3SD	−2SD	−1SD	Median	1SD	2SD	3SD
2：1	25	1	87.9720	0.03542	3.1160	78.6	81.7	84.9	88.0	91.1	94.2	97.3
2：2	26	1	88.8065	0.03576	3.1757	79.3	82.6	85.6	88.8	92.0	95.2	98.3
2：3	27	1	89.6197	0.03610	3.2353	79.9	83.1	86.4	89.6	92.9	96.1	99.3
2：4	28	1	90.4120	0.03642	3.2928	80.5	83.8	87.1	90.4	93.7	97.0	100.3
2：5	29	1	91.1828	0.03674	3.3501	81.1	84.5	87.8	91.2	94.5	97.9	101.2
2：6	30	1	91.9327	0.03704	3.4052	81.7	85.1	88.5	91.9	95.3	98.7	102.1
2：7	31	1	92.6631	0.03733	3.4591	82.3	85.7	89.2	92.7	96.1	99.6	103.0
2：8	32	1	93.3753	0.03761	3.5118	82.8	86.4	89.9	93.4	96.9	100.4	103.9
2：9	33	1	94.0711	0.03787	3.5625	83.4	86.9	90.5	94.1	97.6	101.2	104.8
2：10	34	1	94.7532	0.03812	3.6120	83.9	87.5	91.1	94.8	98.4	102.0	105.6
2：11	35	1	95.4236	0.03836	3.6604	84.4	88.1	91.8	95.4	99.1	102.7	106.4
3：0	36	1	96.0835	0.03858	3.7069	85.0	88.7	92.4	96.1	99.8	103.5	107.2

附表 7　0～3 岁婴幼儿（女）身长标准值（百分位）

岁：月	月	L	M	S	SD	百分位（身长，cm）										
						1	3	5	15	25	50	75	85	95	97	99
0：0	0	1	49.1477	0.03790	1.8627	44.8	45.6	46.1	47.2	47.9	49.1	50.4	51.1	52.2	52.7	53.5
0：1	1	1	53.6872	0.03640	1.9542	49.1	50.0	50.5	51.7	52.4	53.7	55.0	55.7	56.9	57.4	58.2
0：2	2	1	57.0673	0.03568	2.0362	52.3	53.2	53.7	55.0	55.7	57.1	58.4	59.2	60.4	60.9	61.8
0：3	3	1	59.8029	0.03520	2.1051	54.9	55.8	56.3	57.6	58.4	59.8	61.2	62.0	63.3	63.8	64.7
0：4	4	1	62.0899	0.03486	2.1645	57.1	58.0	58.5	59.8	60.6	62.1	63.5	64.3	65.7	66.2	67.1
0：5	5	1	64.0301	0.03463	2.2174	58.9	59.9	60.4	61.7	62.5	64.0	65.5	66.3	67.7	68.2	69.2
0：6	6	1	65.7311	0.03448	2.2664	60.5	61.5	62.0	63.4	64.2	65.7	67.3	68.1	69.5	70.0	71.0
0：7	7	1	67.2873	0.03441	2.3154	61.9	62.9	63.5	64.9	65.7	67.3	68.8	69.7	71.7	71.6	72.7
0：8	8	1	68.7498	0.03440	2.3650	63.2	64.3	64.9	66.3	67.2	68.7	70.3	71.2	72.6	73.2	74.3
0：9	9	1	70.1435	0.03444	2.4157	64.5	65.6	66.2	67.6	68.5	70.1	71.8	72.6	74.1	74.7	75.8
0：10	10	1	71.4818	0.03452	2.4676	65.7	66.8	67.4	68.9	69.8	71.5	73.1	74.0	75.5	76.1	77.2

续表

岁：月	月	L	M	S	SD	百分位（身长，cm）										
						1	3	5	15	25	50	75	85	95	97	99
0：11	11	1	72.7710	0.03464	2.5208	66.9	68.0	68.6	70.2	71.1	72.8	74.5	75.4	76.9	77.5	78.6
1：0	12	1	74.0150	0.03479	2.5750	68.0	69.2	69.8	71.3	72.3	74.0	75.8	76.7	78.3	78.9	80.0
1：1	13	1	75.2176	0.03496	2.6296	69.1	70.3	70.9	72.5	73.4	75.2	77.0	77.9	79.5	80.2	81.3
1：2	14	1	76.3817	0.03514	2.6841	70.1	71.3	72.0	73.6	74.6	76.4	78.2	79.2	80.8	81.4	82.6
1：3	15	1	77.5099	0.03534	2.7392	71.1	72.4	73.0	74.7	75.7	77.5	79.4	80.3	82.0	82.7	83.9
1：4	16	1	78.6055	0.03555	2.7944	72.1	73.3	74.0	75.7	76.7	78.6	80.5	81.5	83.2	83.9	85.1
1：5	17	1	79.6710	0.03576	2.8490	73.0	74.3	75.0	76.7	77.7	79.7	81.6	82.6	84.4	85.0	86.3
1：6	18	1	80.7099	0.03598	2.9039	74.0	75.2	75.9	77.7	78.7	80.7	82.7	83.7	85.5	86.2	87.5
1：7	19	1	81.7182	0.03620	2.9582	74.8	76.2	76.9	78.7	79.7	81.7	83.7	84.8	86.6	87.3	88.6
1：8	20	1	82.7036	0.03643	3.0129	75.7	77.0	77.7	79.6	80.7	82.7	84.7	85.8	87.7	88.4	89.7
1：9	21	1	83.6654	0.03666	3.0672	76.5	77.9	78.6	80.5	81.6	83.7	85.7	86.8	88.7	89.4	90.8
1：10	22	1	84.6040	0.03688	3.1202	77.3	78.7	79.5	81.4	82.5	84.6	86.7	87.8	89.7	90.5	91.9
1：11	23	1	85.5202	0.03711	3.1737	78.1	79.6	80.3	82.2	83.4	85.5	87.7	88.8	90.7	91.5	92.9
2：0	24	1	86.4153	0.03734	3.2267	78.9	80.3	81.1	83.1	84.2	86.4	88.6	89.8	91.7	92.5	93.9
2：0	24	1	85.7153	0.03764	3.2267	78.2	79.6	80.4	82.4	83.5	85.7	87.9	89.1	91.0	91.8	93.2
2：1	25	1	86.5904	0.03786	3.2783	79.0	80.4	81.2	83.2	84.4	86.6	88.8	90.0	92.0	92.8	94.2
2：2	26	1	87.4462	0.03808	3.3300	79.7	81.2	82.0	84.0	85.2	87.4	89.7	90.9	92.9	93.7	95.2
2：3	27	1	88.2830	0.03830	3.3812	80 .4	81.9	82.7	84.8	86.0	88.3	90.6	91.8	93.8	94.6	96.1
2：4	28	1	89.1004	0.03851	3.4313	81.1	82.6	83.5	85.5	86.8	89.1	91.4	92.7	94.7	95.6	97.1
2：5	29	1	89.8991	0.03872	3.4809	81.8	83.4	84.2	86.3	87.6	89.9	92.2	93.5	95.6	96.4	98.0
2：6	30	1	90.6797	0.03893	3.5302	82.5	84.0	84.9	87.0	88.3	90.7	93.1	94.3	96.5	97.3	98.9
2：7	31	1	91.4430	0.03913	3.5782	83.1	84.7	85.6	87.7	89.0	91.4	93.9	95.2	97.3	98.2	99.8
2：8	32	1	92.1906	0.03933	3.6259	83.8	85.4	86.2	88.4	89.7	92.2	94.6	95.9	98.2	99.0	100.6
2：9	33	1	92.9239	0.03952	3.6724	84.4	86.0	86.9	89.1	90.4	92.9	95.4	96.7	99.0	99.8	101.5
2：10	34	1	93.6444	0.03971	3.7186	85.0	86.7	87.5	89.8	91.1	93.6	96.2	97.5	99.8	100.6	102.3
2：11	35	1	94.3533	0.03989	3.7638	85.6	87.3	88.2	90.5	91.8	94.4	96.9	98.3	100.5	101.4	103.1
3：0	36	1	95.0515	0.04006	3.8078	86.2	87.9	88.8	91.1	92.5	95.1	97.6	99	101.3	102.2	103.9

续表

附表 8 0～3 岁婴幼儿（女）身长标准值（Z 评分）

岁:月	月	L	M	S	SD	Z 评分（身长，cm）						
						−3SD	−2SD	−1SD	Median	1SD	2SD	3SD
0 : 0	0	1	49.1477	0.03790	1.8627	43.6	45.4	47.3	49.1	51.0	52.9	54.7
0 : 1	1	1	53.6872	0.03640	1.9542	47.8	49.8	51.7	53.7	55.6	57.6	59.5
0 : 2	2	1	57.0673	0.03568	2.0362	51.0	53.0	55.0	57.1	59.1	61.1	63.2
0 : 3	3	1	59.8029	0.03520	2.1051	53.5	55.6	57.7	59.8	61.9	64.0	66.1
0 : 4	4	1	62.0899	0.03486	2.1645	55.6	57.8	59.9	62.1	64.3	66.4	68.6
0 : 5	5	1	64.0301	0.03463	2.2174	57.4	59.6	61.8	64.0	66.2	68.5	70.7
0 : 6	6	1	65.7311	0.03448	2.2664	58.9	61.2	63.5	65.7	68.0	70.3	72.5
0 : 7	7	1	67.2873	0.03441	2.3154	60.3	62.7	65.0	67.3	69.6	71.9	74.2
0 : 8	8	1	68.7498	0.03440	2.3650	61.7	64.0	66.4	68.7	71.1	73.5	75.8
0 : 9	9	1	70.1435	0.03444	2.4157	62.9	65.3	67.7	70.1	72.6	75.0	77.4
0 : 10	10	1	71.4818	0.03452	2.4676	64.1	66.5	69.0	71.5	73.9	76.4	78.9
0 : 11	11	1	72.7710	0.03464	2.5208	65.2	67.7	70.3	72.8	75.3	77.8	80.3
1 : 0	12	1	74.0150	0.03479	2.5750	66.3	68.9	71.4	74.0	76.6	79.2	81.7
1 : 1	13	1	75.2176	0.03496	2.6296	67.3	70.0	72.6	75.2	77.8	80.5	83.1
1 : 2	14	1	76.3817	0.03514	2.6841	68.3	71.0	73.7	76.4	79.1	81.7	84.4
1 : 3	15	1	77.5099	0.03534	2.7392	69.3	72.0	74.8	77.5	80.2	83.0	85.7
1 : 4	16	1	78.6055	0.03555	2.7944	70.2	73.0	75.8	78.6	81.4	84.2	87.0
1 : 5	17	1	79.6710	0.03576	2.8490	71.1	74.0	76.8	79.7	82.5	85.4	88.2
1 : 6	18	1	80.7079	0.03598	2.9039	72.0	74.9	77.8	80.7	83.6	85.5	89.4
1 : 7	19	1	81.7182	0.03620	2.9582	72.8	75.8	78.8	81.7	84.7	87.6	90.6
1 : 8	20	1	82.7036	0.03643	3.0129	73.7	76.7	79.7	82.7	85.7	88.7	91.7
1 : 9	21	1	83.6654	0.03666	3.0672	74.5	77.5	80.6	83.7	86.7	89.8	92.9
1 : 10	22	1	84.6040	0.03688	3.1202	75.2	78.4	81.5	84.6	87.7	90.8	94.0
1 : 11	23	1	85.5202	0.03711	3.1737	76.0	79.2	82.3	85.5	88.7	91.9	95.0
2 : 0	24	1	86.4153	0.03734	3.2267	76.7	80.0	83.2	86.4	89.6	92.9	96.1
2 : 0	24	1	85.7153	0.03764	3.2267	76.0	79.3	82.5	85.7	88.9	92.2	95.4

岁：月	月	L	M	S	SD	Z 评分（身长，cm）						
						−3SD	−2SD	−1SD	Median	1SD	2SD	3SD
2：1	25	1	86.5904	0.03786	3.2783	76.8	80.0	83.3	86.6	89.9	93.1	96.4
2：2	26	1	87.4462	0.03808	3.3300	77.5	80.8	84.1	87.4	90.8	94.1	97.4
2：3	27	1	88.2830	0.03830	3.3812	78.1	81.5	84.9	88.3	91.7	95.0	98.4
2：4	28	1	89.1004	0.03851	3.4313	78.8	82.2	85.7	89.1	92.5	96.0	99.4
2：5	29	1	89.8991	0.03872	3.4809	79.5	82.9	86.4	89.9	93.4	96.9	100.3
2：6	30	1	90.6797	0.03893	3.5302	80.1	83.6	87.1	90.7	94.2	97.7	101.3
2：7	31	1	91.4430	0.03913	3.5782	80.7	84.3	87.9	91.4	95.0	98.6	102.2
2：8	32	1	92.1905	0.03933	3.6259	81.3	84.9	88.6	92.2	95.8	99.4	103.1
2：9	33	1	92.9239	0.03952	3.6724	81.9	85.6	89.3	92.9	96.6	100.3	103.9
2：10	34	1	93.6444	0.03971	3.7186	82.5	86.2	89.9	93.6	97.4	101.1	104.8
2：11	35	1	94.3533	0.03989	3.7638	83.1	86.8	90.6	94.4	98.1	101.9	105.6
3：0	36	1	95.0515	0.04006	38078	83.6	87.4	91.2	95.1	98.9	102.7	106.5

附表 9　0～3 岁婴幼儿（男）按年龄头围标准差数值表

年龄		头围（cm）						
岁：月	月	−3SD	−2SD	−1SD	Median	＋1SD	＋2SD	＋3SD
0：0	0	30.7	31.9	33.2	34.5	35.7	37.0	38.3
0：1	1	33.8	34.9	36.1	37.3	38.4	39.6	40.8
0：2	2	35.6	36.8	38.0	39.1	40.3	41.5	42.6
0：3	3	37.0	38.1	39.3	40.5	41.7	42.9	44.1
0：4	4	38.0	39.2	40.4	41.6	42.8	44.0	45.2
0：5	5	38.9	40.1	41.4	42.6	43.8	45.0	46.2
0：6	6	39.7	40.9	42.1	43.3	44.6	45.8	47.0
0：7	7	40.3	41.5	42.7	44.0	45.2	46.4	47.7
0：8	8	40.8	42.0	43.3	44.5	45.8	47.0	48.3
0：9	9	41.2	42.5	43.7	45.0	46.3	47.5	48.8
0：10	10	41.6	42.9	44.1	45.4	46.7	47.9	49.2

续表

年龄		头围（cm）						
岁：月	月	−3SD	−2SD	−1SD	Median	＋1SD	＋2SD	＋3SD
0：11	11	41.9	43.2	44.5	45.8	47.0	48.3	49.6
1：0	0	42.2	43.5	44.8	46.1	47.4	48.6	49.9
1：1	1	42.5	43.8	45.0	46.3	47.6	48.9	50.2
1：2	2	42.7	44.0	45.3	46.6	47.9	49.2	50.5
1：3	3	42.9	44.2	45.5	46.8	48.1	49.4	50.7
1：4	4	43.1	44.4	45.7	47.0	48.3	49.6	51.0
1：5	5	43.2	44.6	45.9	47.2	48.5	49.8	51.2
1：6	6	43.4	44.7	46.0	47.4	48.7	50.0	51.4
1：7	7	43.5	44.9	46.2	47.5	48.9	50.2	51.5
1：8	8	43.7	45.0	46.4	47.7	49.0	50.4	51.7
1：9	9	43.8	45.2	46.5	47.8	49.2	50.5	51.9
1：10	10	43.9	45.3	46.6	48.0	49.3	50.7	52.0
1：11	11	44.1	45.4	46.8	48.1	49.5	50.8	52.2
2：0	0	44.2	45.5	46.9	48.3	49.6	51.0	52.3
2：1	1	44.3	45.6	47.0	48.4	49.7	51.1	52.5
2：2	2	44.4	45.8	47.1	48.5	49.9	51.2	52.6
2：3	3	44.5	45.9	47.2	48.6	50.0	51.4	52.7
2：4	4	44.6	46.0	47.3	48.7	50.1	51.5	52.9
2：5	5	44.7	46.1	47.4	48.8	50.2	51.6	53.0
2：6	6	44.8	46.1	47.5	48.9	50.3	51.7	53.1
2：7	7	44.8	46.2	47.6	49.0	50.4	51.8	53.2
2：8	8	44.9	46.3	47.7	49.1	50.5	51.9	53.3
2：9	9	45.0	46.4	47.8	49.2	50.6	52.0	53.4
2：10	10	45.1	46.5	47.9	49.3	50.7	52.1	53.5
2：11	11	45.1	46.6	48.0	49.4	50.8	52.2	53.6
3：0	0	45.2	46.6	48.0	49.5	50.9	52.3	53.7

附表 10　0 ~ 3 岁婴幼儿（女）按年龄头围标准差数值表

年龄		头围（cm）						
岁：月	月	−3SD	−2SD	−1	Median	＋1SD	＋2SD	＋3SD
0：0	0	30.3	31.5	32.7	33.9	35.1	36.2	37.4
0：1	1	33.0	34.2	35.4	36.5	37.7	38.9	40.1
0：2	2	34.6	35.8	37.0	38.3	39.5	40.7	41.9
0：3	3	35.8	37.1	38.3	39.5	40.8	42.0	43.3
0：4	4	36.8	38.1	39.3	40.6	41.8	43.1	44.4
0：5	5	37.6	38.9	40.2	41.5	42.7	44.0	45.3
0：6	6	38.3	39.6	40.9	42.2	43.5	44.8	46.1
0：7	7	38.9	40.2	41.5	42.8	44.1	45.5	46.8
0：8	8	39.4	40.7	42.0	43.4	44.7	46.0	47.4
0：9	9	39.8	41.2	42.5	43.8	45.2	46.5	47.8
0：10	10	40.2	41.5	42.9	44.2	45.6	46.9	48.3
0：11	11	40.5	41.9	43.2	44.6	45.9	47.3	48.6
1：0	0	40.8	42.2	43.5	44.9	46.3	47.6	49.0
1：1	1	41.1	42.4	43.8	45.2	46.5	47.9	49.3
1：2	2	41.3	42.7	44.1	45.4	46.8	48.2	49.5
1：3	3	41.5	42.9	44.3	45.7	47.0	48.4	49.8
1：4	4	41.7	43.1	44.5	45.9	47.2	48.6	50.0
1：5	5	41.9	43.3	44.7	46.1	47.4	48.8	50.2
1：6	6	42.1	43.5	44.9	46.2	47.6	49.0	50.4
1：7	7	42.3	43.6	45.0	46.4	47.8	49.2	50.6
1：8	8	42.4	43.8	45.2	46.6	48.0	49.4	50.7
1：9	9	42.6	44.0	45.3	46.7	48.1	49.5	50.9
1：10	10	42.7	44.1	45.5	46.9	48.3	49.7	51.1
1：11	11	42.9	44.3	45.6	47.0	48.4	49.8	51.2
2：0	0	43.0	44.4	45.8	47.2	48.6	50.0	51.4
2：1	1	43.1	44.5	45.9	47.3	48.7	50.1	51.5

年龄		头围（cm）						
岁：月	月	−3SD	−2SD	−1	Median	＋1SD	＋2SD	＋3SD
2：2	2	43.3	44.7	46.1	47.5	48.9	50.3	51.7
2：3	3	43.4	44.8	46.2	47.6	49.0	50.4	51.8
2：4	4	43.5	44.9	46.3	47.7	49.1	50.5	51.9
2：5	5	43.6	45.0	46.4	47.8	49.2	50.6	52.0
2：6	6	43.7	45.1	46.5	47.9	49.3	50.7	52.2
2：7	7	43.8	45.2	46.6	48.0	49.4	50.9	52.3
2：8	8	43.9	45.3	46.7	48.1	49.6	51.0	52.4
2：9	9	44.0	45.4	46.8	48.2	49.7	51.1	52.5
2：10	10	44.1	45.5	46.9	48.3	49.7	51.2	52.6
2：11	11	44.2	45.6	47.0	48.4	49.8	51.2	52.7
3：0	0	44.3	45.7	47.1	48.5	49.9	51.3	52.7

主要参考文献

[1] 李姗泽，滕秋琳，杨小利.婴幼儿卫生与保健 [M].重庆：西南大学出版社，2022.

[2] 金星明，静进.发育与行为儿科学 [M].北京：人民卫生出版社，2014.

[3] 李林，武丽杰.人体发育学 [M].第 3 版.北京：人民卫生出版社，2018.

[4] 陈飒英，庞宁.婴幼儿发育评估方法 [M].北京：金盾出版社，2007.

[5] 杨巧菊.护理学基础 [M].第 4 版.北京：中国中医药出版社，2021.

[6] 黄静.托育实习实训指导 [M].重庆：西南大学出版社，2022.

[7] 张徽.幼儿卫生与保健 [M].上海：华东师范大学出版社，2014.

[8] 刘琴，连伟利，苏立.婴幼儿医学基础 [M].重庆：西南大学出版社，2022.

[9] （美）鲍勃·加勒特，（美）杰拉尔德·霍夫.大脑与行为：从神经科学视角解读行为问题 [M].濮阳蓁，译.北京科学技术出版社，2021.

[10] 裴艳莹.儿童保健干预在婴幼儿早期生长发育中的应用及儿童发育商改善与营养性疾病发生情况分析 [J].罕少疾病杂志，2022，29（12）：105-106，112.

[11] 洪秀敏，姜丽云，李晓巍.0～3 岁婴幼儿社会性发展评估工具的分析与启示 [J].幼儿教育，2017（36）：18-23.

[12] 曹敏辉，刘黎明.婴幼儿语言发育规律及研究进展 [J].中国妇幼健康研究，2015，26（2）：391-394，398.